肿瘤患者康复指导
300问

Cancer Patient Rehabilitation Guidance
300 Questions

▶ 主编 黄家丽 朱小明

U0256663

中国科学技术大学出版社

内 容 简 介

本书就肿瘤患者及其亲属以及人们普遍关心的肿瘤康复治疗和护理问题,以问答形式作了较为详细的科学解答与论述,内容丰富,图文并茂。全部内容均源于临床实践,命题准确,回答简练,通俗易懂,一语中的,是指导肿瘤患者走向康复的科学指南,也是一本值得推广的医学科普书。本书内容将解除肿瘤患者及其亲属的困惑和担忧,为相关人员平安健康、家庭幸福保驾护航。此外,本书也可供医院肿瘤科室的医护人员和相关科技工作者及高等医学院校学生学习参考。

图书在版编目(CIP)数据

肿瘤患者康复指导 300 问/黄家丽,朱小明主编. —合肥:中国科学技术大学出版社,2023.11

ISBN 978-7-312-05764-9

Ⅰ.肿… Ⅱ.①黄… ②朱… Ⅲ.肿瘤—康复—问题解答 Ⅳ.R730.9-44

中国国家版本馆 CIP 数据核字(2023)第 161514 号

肿瘤患者康复指导 300 问
ZHONGLIU HUANZHE KANGFU ZHIDAO 300 WEN

出版	中国科学技术大学出版社
	安徽省合肥市金寨路 96 号,230026
	http://press.ustc.edu.cn
	http://zgkxjsdxcbs.tmall.com
印刷	安徽省瑞隆印务有限公司
发行	中国科学技术大学出版社
开本	710 mm×1000 mm 1/16
印张	12.25
字数	262 千
版次	2023 年 11 月第 1 版
印次	2023 年 11 月第 1 次印刷
定价	42.00 元

编审委员会

序

　　肿瘤是一类严重威胁人类健康和生命安全的疾病。在社会生产力落后、科学技术尚不发达的时代，许多人的观念中，肿瘤往往是灾难的代名词，人们谈"瘤"色变，直至今日，仍有相当多的人观念依旧。然而随着知识经济时代的到来，新技术革命推动了现代医学的不断进步，经过广大医务人员和相关科技工作者的艰苦探索和不懈努力，人们对肿瘤的认识早已翻开了新的一页。2006年，世界卫生组织（WHO）正式宣布把肿瘤确定为慢性可控制的疾病。也就是说肿瘤不再可怕，无数的临床实践已经证明并将继续证明，肿瘤可防、可控、可治，越来越多的肿瘤患者可以通过早发现、早治疗走向康复，达到了长期生存的目标。经典电影《柳堡的故事》中二妹子的扮演者陶玉玲，三次患癌三次抗癌成功，如今89岁高龄仍然乐观生活，成为肿瘤医学学科发展的佳话。

　　呈献给广大读者的这本《肿瘤患者康复指导300问》，由中国科学技术大学附属第一医院西区（安徽省肿瘤医院）组织众多肿瘤诊疗专家和临床一线医护骨干，从社会实际需要出发，在广泛调研和查阅大量国内外相关文献资料的基础上，汇集了近年来肿瘤诊疗、护理领域知识创新成果和作者们长期临床一线经验，精选精编了年轻医护人员和患者及其亲属最关心和询问频度颇高的关于各种肿瘤的康复疗护问题300例，涉及肿瘤围手术期疗护、化学治疗、放射治疗、生物免疫治疗等各种治疗与症状护理，以及患者居家康复、造口保护、运动护理、营养治疗、中医疗护、心理支持、安宁疗护等，并且以问答形式著述，提出问题，解决问题，接地气,一目了然,把复杂的肿瘤康复疗护专业知识与健康科普融为一体,体现了专业性与通识性的有机结合,可满足一线同行和患者及其亲属的求知愿望及照护需求,是一本难得的促进各类肿瘤患者成功走向康复的好书。

特别值得一提的是,该书编者团队汇集了安徽省内肿瘤医护学科一批老、中、青专家和临床一线骨干,其中既有经验丰富的长者,也有年富力强的抗癌治癌新秀,他们把医护工作以人为本、尊重生命、全心全意为患者服务的理念全部融入到字里行间;编委会多次研讨,广泛征求基层医护和患者及其家属意见,字斟句酌,反复修改完善,力求完美。在该书出版之际,我谨向所有参与本书研讨、编写和审稿工作的同行们,向所有关心和支持本书编撰工作的朋友们表示由衷的钦佩和感谢! 相信该书的出版能够得到从事肿瘤医护工作的同行和肿瘤患者及其家属的欢迎,让更多的人从中受益,为提高人民的健康水平作出贡献。

是为序。

2023 年 6 月

虞德才,正高级卫生管理师,中国科学技术大学附属第一医院(安徽省立医院)党委委员、副院长,安徽省肿瘤医院党委书记。

前　言

　　肿瘤是威胁人类生命安全的严重疾病之一，人们经常谈"瘤"色变。但是随着人类文明、社会进步和现代科学技术的发展，人们对各类肿瘤的预防、控制和治疗取得了极大的成功。2006 年，世界卫生组织（WHO）正式把肿瘤确定为慢性可控制的疾病，这是人类在肿瘤认识史上的一次飞跃。在我国，随着 2021 年国务院办公厅关于推动公立医院发展意见出台，认定肿瘤可防、可控、可治。无数的实践证明，越来越多的肿瘤患者通过有效治疗和科学护理，可以得到预期效果，达到长期生存的目标。但是，由于各种肿瘤诊断复杂、治疗手段和方案日新月异，肿瘤康复指导更是众说纷纭，年轻的医护人员不免产生困惑，患者及家属更是如坠云雾，不知如何应对和选择。因此，适时组织编写出版一本从社会实际需要出发，理实交融、通俗易懂，集知识性、科学性、技术先进性和实用指导性于一体，旨在帮助肿瘤患者减少痛苦、战胜疾病、走向康复的科普书十分必要。

　　本书收集了临床肿瘤患者及其家属问诊频次高、普遍关心的康复问题 300 个，在参考了大量国内外相关文献资料的基础上，由肿瘤医院权威医护专家和临床经验丰富的一线医护人员以问答形式深入浅出地解答著述，内容涉及肿瘤患者围手术期、化学治疗、放射治疗、生物免疫治疗等各种治疗和症状护理、居家康复可能出现的伤口造口问题、淋巴水肿、静脉管路处理，以及营养、运动、心理、社会支持和照护等，多方面、多维度地为患者排忧解难,解答患者康复问题。此外,书中还重点介绍和阐释了安宁疗护技术与理念,帮助患者自我照护、维护生命安全和尊严,提高生活品质和生命质量。在关注患者心理护理的同时,特别提出关注家属和亲友等主要照护者的心理疏导与调适,让人耳目一新。阅读本书,可以系统地掌握肿瘤的预防、保健和康复知识,同时倡导肿瘤康复过程中的疾病早发现、早诊断和早治疗,以期达到提高肿瘤患者康复护理质量和生活质量的目的。

本书是一本医学科普书,是集体智慧和力量的结晶;其内容丰富,图文并茂,命题准确,回答简练,一语中的,是指导肿瘤患者走向康复的科学指南。参加本书编写工作的作者均为肿瘤医院和医院肿瘤医学科从事肿瘤诊疗的专家和临床一线骨干医护人员,他们深厚的学术造诣和丰富的临床经验,从根本上铸就了本书内容的先进性、可读性。通过详细阅读本书,患者及其家人可获得解除困惑的精神良方;同时医院肿瘤科室一线医护人员参阅本书,可提高以患者为中心的服务理念和服务效能,帮助患者战胜疾病,为保护人民生命安全,建设平安中国保驾护航。

编者在编写本书的过程中,得到了各级领导及相关专家的大力支持和专业指导。中国科学技术大学附属第一医院党委委员、副院长,安徽省肿瘤医院党委书记虞德才同志对本书出版给予了极大关心和鼓励,并欣然为本书作序;副院长、知名肿瘤外科专家何新阳教授,知名肿瘤放疗专家张洪波博士在百忙中审阅了本书,并提出了许多宝贵的意见和建议,为保证本书内容的先进性、科学性和知识的严谨性提供了有力的保障。在此一并表示深切的感谢!此外,我们在成书过程中查阅参考了国内外大量的相关文献、资料并从中汲取营养,相关文献均在各章后的"参考文献"中列出,在此特向这些文献作者表示感谢!

当今世界,科技进步日新月异,医学界知识创新和技术创新成果不断涌现,医疗诊断与护理新发现、新知识层出不穷,与此同时,随着经济社会的发展,环境变迁,大气污染,以及人类自身生存和发展造成的生态失衡等引起的新病毒、新病种也在不断滋生、变异,人们对于肿瘤的认识还在不断地深入,未知世界还有许多不为人知的奥秘有待于人们去探索和发现,知识无止境,探索无止境。尽管我们的编写团队人人都很努力,对书中内容字斟句酌，力求精益求精，试图每一细节都做到完美，但是限于知识视野和综合能力，书中所及也只能说是肿瘤疗护实践中的点滴，挂一漏万，且难免存在瑕疵和不足，恳请同行专家、学者和读者斧正，以便本书在日后重印或再版时及时更正和更新，为广大读者提供更好的服务与指导，为建设健康中国贡献力量。

编　者

2023 年 5 月

目　　录

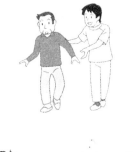

第一章
围手术期康复

1. 什么是围手术期？

围手术期是指围绕手术的整个时期，从患者决定接受手术治疗开始，包括手术前期、手术期、手术后期三个阶段，通常从术前 5～7 天至术后 7～12 天。

（1）手术前期：从患者决定接受手术到将患者送至手术台。

（2）手术期：从患者被送上手术台到患者手术后被送入复苏室（观察室）或外科病房。

（3）手术后期：从患者被送到复苏室或外科病房至患者出院或继续追踪。

2. 什么是快速康复？

快速康复是近年来国内外广为推行的一种全新的外科理念，是指以循证医学证据为基础，通过多学科协作，对手术前后的治疗措施进行优化。从临床治疗整体效果上讲，就是实现减少术后并发症、缩短住院时间、降低住院总花费和再入院率的最佳康复模式。

快速康复强调术前宣教和心理辅导，减轻患者的紧张和焦虑情绪；术中尽量选择微创的外科手术方式，减轻手术创伤；术后鼓励患者积极锻炼，尽早下床活动和进食，促进身体机能功能恢复。

3. 什么是预康复？

预康复是在快速康复的基础上提出的术前管理新策略，是指对将要进行手术的患者，术前通过采取一系列的干预措施优化患者的生理功能及心理状态，从而提高其承受手术应激的能力。

预康复的核心内容为：通过术前对患者进行运动锻炼、营养支持和心理治疗等方面的评估与干预，提高患者机体功能储备，降低与手术相关的发病率和死亡率，减少住院时间，降低再入院率，并促进患者术后恢复到可能的最高功能水平。例如对肺癌患者来说，预康复措施包括呼吸锻炼、运动训练、戒烟及心理支持等，这些干预措施都能有效改善肺癌患者的身心健康以及患者的生活质量。

4. 什么是肿瘤根治术？为何要对区域淋巴结进行清扫？

（1）肿瘤根治术是指对肿瘤原发病灶，连同周围可能发生转移的淋巴结区域，以尽可能彻底切除肿瘤组织为原则的一种治疗手段。不同的肿瘤部位，手术切除的方式可能不相同。因为肿瘤细胞的发生、发展较为"活跃"，切除肿瘤组织并不一定能达到根除疾病的目的，所以临床上常常需要根据肿瘤的恶性程度，来决定术后是否需要进一步治疗。

（2）肿瘤根治术在临床上是指用手术的方法切除肿瘤，是治疗实体肿瘤的一种有效方式，而外科手术有多种方式，比如根治性手术、扩大根治性手术。所谓根治性手术，就是手术力求根除疾病，通常包含两个方面：一方面是肿瘤原发病灶的广泛切除以及受到直接侵犯组织的切除，另一方面是原发肿瘤区域的淋巴结的清除。

（3）为何要对区域淋巴结进行清除呢？原因在于淋巴转移是恶性肿瘤常见的转移方式，并且多数情况下都是从区域淋巴结开始转移，例如，乳腺癌根治术，包括整个乳房、腋窝、锁骨下淋巴结、胸大肌、胸小肌、乳房邻近的软组织，该手术方式可以清除腋下组、腋中组和腋上组三组的淋巴结。当然手术切除的范围，应根据不同肿瘤的生物学特性而定，例如，皮肤基底细胞癌，通常为局部浸润生长，很少有淋巴灶转移，一般来说不必做区域淋巴结清除。有时候医生还会根据患者的具体情况，判断是否需要做扩大根治术，即在原根治范围的基础上，适当切除邻近气管与区域淋巴结，例如前面所提到的乳腺癌，扩大根治术就是在清除腋下、腋中、腋上三组淋巴结的基础上，同时切除胸廓内动静脉以及周围的淋巴结。

5. 患者进医院后为什么不立即进行手术？如何进行术前准备？

手术是治疗外科疾病的重要手段，然而手术的创伤、麻醉及疾病本身的刺激可通过一系列神经内分泌反应，引起人体生理功能紊乱和不同程度的心理应激，从而削弱机体的防御能力和对手术的耐受力，直接影响手术预后。因此，在手术前必须完善术前检查，纠正患者存在及潜在的生理、心理问题，提高患者对手术和麻醉的耐受力，做好充足的术前准备，使手术的危险性减至最低限度。

为了减少手术创伤对患者机体产生的应激反应，获得良好的手术和康复结局，需要医生、护士、患者及家属共同参与术前准备。主要包括：

（1）检查准备：医生会结合患者实际情况，完善术前检查，一般包括血常规、尿常规、凝血功能、生化、心电图、彩超、结肠镜检查等，全面评估患者的身体情况，为手术方式的选择及术中判断提供辅助决策依据，降低手术风险。

（2）心理准备：多数患者手术前处于较强的应激状态，存在不同程度的焦虑情绪，会出现抑郁、失眠等症状，这些都会降低机体对麻醉和手术的耐受力。因此，缓解思想顾虑和焦虑情绪非常重要，患者可以向亲友或医护人员主动沟通或倾诉，获得支持和安慰，也可以在术前服用医生开具的改善焦虑、促进睡眠的药物，以获得更好的术前休息。

（3）营养支持：肿瘤属于消耗性疾病，肿瘤患者通常存在不同程度的营养不良，降低患者对手术和麻醉的耐受力，还会增加肺部感染、组织水肿和伤口感染的风险。因此，术前应尽量保证营养。如果准备时间充裕，可通过调整饮食结构或补充肠内营养的方式来改善营养状态，如果时间不足或无法进食，可通过静脉营养的方式来改善营养状态。

（4）术前准备及训练：部分患者术后可能需要留置胃管、伤口引流管和导尿管等，患者需要知道保留这些管道的必要性，并做好接受这些治疗的心理准备。手术和麻醉后的一段时间内，可能需要在床上大小便，要提前了解正确的方法。咳嗽、咳痰对减少呼吸道感染，加快术后康复非常重要，术前可进行咳嗽训练，掌握正确的咳嗽方式。

（5）其他：一般常规手术前，禁食8小时，禁饮2小时，这样可以充分排空食物，减少患者在麻醉苏醒后的呕吐，有利于避免误吸、肺部感染等并发症。肿瘤压迫、疼痛等因素可能会减慢胃的排空，禁食时间需要作相应调整,具体方案需要听从主管医生的安排。部分手术患者术前需要进行肠道准备,如泻药清肠等。对于一些合并其他疾病的患者,如糖尿病患者,若术前血糖过高会降低机体免疫力,影响术后伤口愈合,需手术前调整好血糖水平。

6. 什么是麻醉? 麻醉会对脑功能有不良影响吗?

说到"麻醉",很多人会觉得它很神秘,从史书上华佗研制"麻沸散",到如今的"全麻""局麻",的确很神奇。那么到底什么是麻醉呢? 麻醉是指用药物或非药物方法使机体或机体一部分暂时失去感觉,以达到无痛的目的,多用于手术或某些疾病的治疗,是患者手术治疗中必不可少的重要辅助手段。静脉麻醉是目前临床手术经常使用的麻醉手段,主要是通过静脉注射依托咪酯、丙泊酚等全身麻醉药,来抑制中枢神经系统功能,让患者在手术时没有疼痛感,达到全麻的效果,抑制过程取决于患者血液内麻醉药物的浓度。部分手术可以采用多种麻醉方法,麻醉医生在了解、分析手术要求与患者具体情况之后,会选择一种合适的麻醉方法,并告知患者,若患者有自己的看法,可以对医生提出,医生综合患者的意见并结合专业知识统筹考虑,制订安全、有效、舒适的麻醉计划。总之,麻醉是为了让患者安全舒适地度过围手术期,减轻患者痛苦,为手术提供安全保障,提高手术成功率。

一个患者普遍关心的问题是麻醉会对患者的智力和记忆力产生影响吗? 事实上,麻醉药物对于大脑的作用是可逆的。当体内药物被代谢后,机体会慢慢恢复意识和知觉,刚做完手术后患者出现反应迟钝的情况,这与麻醉药物在人体内的代谢有关,但并不会对智力产生影响。麻醉药物进入人体后会通过血液循环运送到大脑,从而对大脑产生作用,在流向大脑的过程中还会经过其他组织和器官,如肌肉组织和脂肪。手术结束后,麻醉药物会通过肝脏和肾脏的代谢排出体外,储存在肌肉或脂肪等组织里的麻醉药物还会缓慢释放到血液中,代谢速度也因人而异,因此,术后已经清醒的患者仍要继续观察0.5～1小时。由于患者血液中尚残存一定量的麻醉药物,所以他们的反应才会较迟钝,面目表情较麻木,这种情况不会持续太长时间,一般约在术后1小时就会恢复正常。

7. 术后会有哪些常见的不适症状? 如何预防和处理?

(1) 疼痛。一般手术后24小时内疼痛最剧烈,2～3天后可减轻。减轻疼痛的方法有:咳嗽翻身时注意保护伤口,安置镇痛泵,给予止痛药或者分散注意力等。

（2）发热。术后体温略升高，一般不超过38.5℃，三天后逐渐恢复正常体温，是正常的手术热，主要是因为手术本身的创伤反应和炎症反应。密切观察病情变化，一旦出现发热等不适，及时给予对症处理。

（3）恶心、呕吐。主要是麻醉反应所致，麻醉作用消失即可自然停止。呕吐时注意将头偏向一侧。

（4）腹胀。主要是因为胃肠道蠕动受到抑制，肠内积气无法排出。鼓励床上活动、早期下床活动，促进肛门排气。

（5）尿潴留。较常见，尤其是老年人。主要因为麻醉后排尿反射抑制，切口疼痛引起尿道括约肌痉挛，患者不习惯床上使用便器及心理因素等。可热敷、听水声、按摩来缓解。未留置尿管或已拔出尿管的患者，在病情允许的情况下应尽早下床排尿。

（6）口干。术前用药所致，限制腺体的分泌。可用石蜡油或润唇膏湿润口唇，但切记未经医生准许不要饮水，以免发生相关并发症。

8. 如何预防术后感染的发生？

术后感染是指手术后患者身体出现的感染，是术后常见的并发症之一。据不完全统计，患者发生术后感染的概率为5%～18%不等，决定性因素目前尚无统一定论，大多认为和患者年龄大、患有基础疾病、自身免疫力低下、侵入性操作有较为直接的关联。感染部位常见有切口、肺部、腹腔和泌尿系统等。

手术后，如何预防切口感染呢？首先，手术伤口需要遵医嘱按时换药，目的是通过消毒，消灭皮肤附着的细菌以及其他病原微生物预防感染。伤口要注意不能碰水，如果接触水就有可能导致细菌从皮肤进入皮下组织而发生感染，感染后的伤口会出现红、肿、热、痛的表现。其次，增加营养，促进伤口及早愈合，在术后进食高蛋白饮食能够帮助手术切口快速愈合，切口愈合后，感染的概率将会大大地降低；同时，也可以遵医嘱口服抗生素进行预防。

手术后，如何预防肺部感染呢？肺部感染常发生于胸、腹部大手术后，特别是老年人以及长期吸烟、术前合并急性或慢性呼吸道感染、术后需长期卧床的患者。患者要果断戒烟，而患有急、慢性呼吸道感染性疾病的患者应及时治疗，学会正确地深呼吸、术后咳嗽、咳痰的方法，保障充足的睡眠和均衡的营养，保持口腔的清洁（很重要），术后采取合适的卧位，尽早活动，有痰一定要尝试着咳出来,做雾化时也要尽可能地深呼吸,以最大限度地吸入药液,稀释痰液,利于痰液的咳出。

9. 如何缓解术后伤口疼痛?

手术后伤口疼痛是正常的表现,因为伤口都会有末梢神经的存在,手术后也会因局部炎症反应而出现疼痛。手术后患者出现的疼痛,可以是切口部位的疼痛(躯体痛),也可以同时兼有内脏的疼痛。一般情况下,可有多种方式进行干预:

(1)术后医生会常规给予止痛药物对症治疗,如帕瑞昔布钠注射液、地佐辛注射液、氟比洛芬酯注射液等,或采用持续性的镇痛泵,定时、定量、精确地注入镇痛药,让患者在伤口愈合的过程中保持无痛状态。随着患者术后恢复,疼痛也会逐渐缓解。

(2)选用更好的功能性的伤口敷料,避免敷料对伤口的粘连、压迫。

(3)患者还可以通过听音乐以及与病友、家人交流等方式转移注意力,从而达到缓解疼痛的目的。

10. 术后为什么要咳嗽、咳痰?如何有效咳嗽?

(1)咳嗽、咳痰的时候伤口会疼痛,为什么医护人员要让患者咳嗽、咳痰呢?外科术后常见并发症有肺炎和肺不张,而术后有效咳嗽,被视为减少并发症、促进术后快速康复的重要手段。

(2)什么是术后有效咳嗽呢?

有效咳嗽尽量采取坐位,先进行深而慢的呼吸5~6次,后深吸气至膈肌完全下降,屏气3~5秒,身体前倾,从胸腔进行2~3次短促有力的咳嗽,咳嗽时收缩腹肌,或用手按压上腹部,帮助痰液咳出。

通常情况下,全麻术后患者需每日进行2~3次有效咳嗽,每次10~20分钟。

(3)如果不咳嗽会怎么样呢?

缺乏有效咳嗽,一方面会导致积痰太多,肺泡功能丧失,无法通气换气;另一方面,残气、残液无法排除,肺受压,无法有效膨胀。处在这样的环境下肺呼吸功能下降,而经历手术后,人的机体免疫能力会下降,继而就会导致肺部感染,影响患者康复,延长住院时间。

(4)如何有效咳嗽,具体有以下四种方法:

1)按压伤口:患者采取坐位,按压伤口,并进行有效咳嗽。

2）刺激咳嗽：有些患者不会咳嗽，需要用手指按压患者两锁骨中央的气管处，刺激咳嗽。

3）拍背促痰：在有效咳嗽前，可先给患者拍背来促进咳痰。

4）药物化痰：根据病情需要，医生一般会用一些化痰药物或者雾化吸入方法帮助患者咳嗽、咳痰。

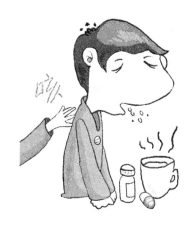

11. 为什么术后要尽早下床活动？下床活动有哪些注意事项？

术后早期下床活动有利于增加肺部通气量，促进伤口愈合、减少下肢深静脉血栓形成、促进胃肠功能恢复，避免肠粘连，促进引流，减少腹胀、感染等发生；同时早期活动还可以缓解手术后患者的焦虑和抑郁，提高患者生活自理能力，提高生活质量。

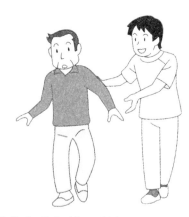

应该指出的是，部分患者欠缺医学知识，对离床活动比较排斥，有的甚至拒绝，这对其恢复是非常不利的。实际上，根据"加速康复外科（ERAS）"理念，想要术后快速康复，一定要早活动，活动的关键点在于"早"！

（1）早活动究竟有多早呢？

其实，只要患者身体状况允许，术后当天即可开始活动，并鼓励患者每日达到一定的活动目标。手术后活动遵循以下"三部曲"：

1）首次下床活动须有专科医护人员协助，在床边坐立3～5分钟。

2）协助患者站立3～5分钟，患者无不适主诉后，再行走。

3）利用助行器帮助患者在走廊站立和行走。

（2）患者术后下床活动过程中有哪些注意事项呢？

1）下床活动应循序渐进，在患者可耐受范围内，随着术后时间的延长，对每天每次的活动形式可以不断变化，活动量可以逐渐增加。

2）注意防止低血糖、体位性低血压，观察有无头晕、气促、心悸、出冷汗等不适，如发生上述症状，暂停活动。

3）妥善固定各个管道，引流管要用别针固定在上衣衣角，低于腹腔穿刺点20厘米，防止滑脱和感染，引流液过多时可先通知护士倾倒后再活动。

4）首次下床活动请在医务人员及家属陪同下进行，先控制疼痛后活动。

5）穿防滑的鞋子以防滑倒，穿适宜的衣物以避免受凉。

12. 术后多久可以出院？什么时候拆线？拆线后要注意什么？

（1）手术后出院时间不能一概而论，与患者病情、恢复情况、基础病、并发症、手术方式等多种因素有关。

手术方式一般有微创手术和开放性手术。相对简单的微创手术，如腔镜下的肺部肿瘤等切除手术，术后密切观察有无发热、伤口感染及其他并发症，一般2～5天可以出院；相对复杂的手术，如胃癌、结直肠癌等根治术，由于手术涉及的皮下创口较大，过程比较复杂，术后患者恢复需要的时间也较长，需要密切关注患者的体温、体征、伤口有无红肿感染等现象，没有特殊情况一般1～2周即可出院。对于开放性手术，由于伤口较大，恢复需要的时间也相对较长，同时还会面临换药和拆线的问题，所以需要考虑患者的手术部位和伤口恢复情况决定。没有感染或其他并发症，经主治医生全面评估符合出院标准后才可出院。

（2）手术开刀后伤口闭合，部分患者会面临一个问题，那就是：拆线！有很多患者会问，伤口多久可以拆线？拆线后要注意什么？伤口在被缝合后，一定要等伤口愈合到一定强度后才能拆线。拆线早了，伤口容易裂开；

拆线晚了,缝线对伤口压迫较久,疤痕可能更明显。因此,一方面,伤口拆线不能早了,最好也别晚了;另一方面,手术伤口拆线时间也并不是固定的,而是主要取决于两个因素,即伤口的部位及患者全身情况。伤口什么时候能拆线,主要取决于伤口在身体的什么部位。这是因为人体不同部位的血液供应多少不同,活动度不同,伤口所受到的牵拉张力也不同,所以伤口愈合到一定安全强度的时间也就随之不同。一般来说,术后什么时候拆线,需视手术情况区别对待:

1)头、面、颈部因为血液循环丰富,拆线较快,一般 4～5 天就能拆线。

2)腹部和会阴的皮肤较薄,血液循环丰富,所以拆线也比较快,一般是 7 天左右拆线。

3)胸部、背部、臀部这些地方,皮肤往往比较厚,相对腹部拆线时间就要推迟些,一般 7～9 天可以拆线。

4)平时活动最多,承受各种张力最大的四肢(手、胳膊、腿、脚),拆线就要更晚点,一般 10～12 天可以拆线。

5)伤口恰巧在关节处,如行关节置换术的患者,拆线就要推迟到 14 天。

(3)拆线后的注意事项有:

1)避免剧烈运动。对于伤口来说,刚拆线后 2 天内,伤口失去了缝线的拉拢作用,相对比较容易裂开。所以这个时候应避免剧烈活动。

2)包扎。拆线后的伤口因为有针眼,需包扎 2～3 天,让针眼愈合,之后即可拆除敷料。必要时进行伤口消毒。

3)保持伤口干燥。拆线后保持切口干燥,伤口愈合良好、同时切口处无红肿、渗液、瘙痒等不适症状时可以洗澡。注意避免伤口接触沐浴露,可以用清水清洗。

4)避免搔抓伤口。结痂后要让其自然脱落,若有瘙痒不适,可以用手按压伤口,但不要去搔抓刺激伤口。

13. 如何促进术后伤口愈合? 如果出现术后伤口愈合不良,该怎么办?

(1)手术后伤口的护理非常重要,正确的护理可以促进伤口尽快痊愈,要关注以下几点:

1)术后伤口需要保持清洁、干燥。切口完全愈合之前若接触自然水质,自然水质中的细菌或真菌等微生物容易在切口间隙内留存、定植甚至会引起切口感染,导致手术切口不愈合、内植物外露等并发症。头面部及四肢创口较容易做好防水,可以淋浴,创口在其他部位的,建议拆线以后再洗澡。

2) 遵从医嘱,定期换药,护理伤口。一般需要定期前往医院护理,确保伤口健康愈合,定期护理也有助于医护人员评估伤口愈合状况,给出伤口的护理建议。

3) 合理饮食。多吃富含蛋白质的食物,如猪瘦肉、肝脏、牛奶、豆类等,为创口愈合提供原材料;多吃富含维生素的食物,如胡萝卜、玉米、猕猴桃、坚果、橘子等,会加速创口愈合,因为维生素(A、C、E)可以促进胶原的产生,促进肉芽组织的新生和毛细血管的修复;萝卜、木耳、鸡蛋等食物还富含微量元素锌,锌可与维生素C结合,合成胶原蛋白,促进伤口愈合;辛辣刺激和油炸的食物不利于创口愈合,应当尽量少吃,最好不吃,包括煎炸食品、辣椒、花椒、大蒜、芥末、胡椒、生姜、烟酒及含酒精饮料等。

(2) 绝大多数术后切口可以顺利愈合,但由于部分患者存在并存疾病或危险因素,手术切口可发生渗液、渗血、感染、愈合不良等并发症,影响切口愈合。出院后一定要遵从医嘱,定期换药,护理伤口,尤其是伤口出现红、肿、热、痛等不适症状时,一定要及时前往医院,让医护人员全面评估,对症处理。

14. 如何预防术后深静脉血栓?

深静脉血栓形成一般多发生于下肢,患者会感受到小腿肿胀、走路或站立时疼痛或酸痛、疼痛部位发热,皮肤发红或发紫、静脉曲张。我们知道,静脉血回流至心脏后,会被挤到肺部搬运氧气,之后再被送往身体各处。同样,静脉血栓脱落后,也会被心脏推到肺部,有可能堵塞肺动脉,造成肺栓塞。肺栓塞会引起很严重的问题,比如造成器官组织缺氧、坏死。一旦大块血栓或许多小的血栓堵住动脉,可能会造成生命危险。

那么,如何预防术后下肢深静脉血栓呢?

(1) 患者在术后麻醉未清醒前,为患者做足踝部被动运动。

(2) 清醒后,鼓励患者主动做床上足踝部主动运动和膝关节的屈伸运动,争取早日下床活动。

(3) 对于病情不允许下床者,可以应用弹力袜、弹力绷带或者下肢血液循环泵,促进静脉血液回流。

(4) 待患者病情恢复出院,可以通过上下楼梯、摆臂快速走等运动,帮助患者快速康复。

15. 术后饮食有何注意事项？

（1）做完手术,意味着患者在抗击肿瘤的征途中又向前迈进了一大步,接下来,无论患者是开启康复之路,还是准备后续的治疗,都需要恢复并维持良好的营养状态,保持健康的体质与积极的精神面貌,成为抗击肿瘤的胜利者。出院后营养管理三原则:稳定体重、摄入充足的营养和保持合理的饮食与生活习惯,以减少不适症状。对于不同类型的术者,术后营养管理也非同一模式,具体如下:

1）食管癌术后营养管理。切除术后恢复早期,为了减少食管受到的刺激,患者在饮食上应注意少量多餐,选择细软好吞咽的食物,每餐摄取食物量在 100～200 毫升,忌暴饮暴食,避免进食刺激性食物与碳酸饮料,避免进食过快、过量及硬质的食物,避免进食生、冷食物和带骨刺的肉类、花生、豆类等,忌进过热及黏性较强的食物,少吃腌制的食物,禁食霉变的食物;食管癌、贲门癌切除术后,可发生胃液返流至食管,患者可有反酸、呕吐等症状,平卧时加重,嘱患者餐后 2 小时内勿平卧,睡前 2 小时内不可进食,睡眠时抬高床头 15°～30°;若术后 3～4 周再次出现吞咽食物时有哽噎感或食管内异物感、胸骨后闷胀不适、上腹部疼痛症状,应及时就诊,以排除吻合口狭窄、癌肿复发或转移等。

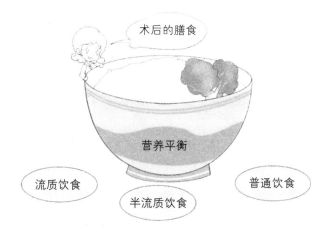

2）胃癌术后营养管理。行胃切除术待肠功能恢复后,可拔除胃管,拔管后当日给少量饮水,每次 4～5 汤匙,1～2 小时一次;第 2 天进半量流质,每次 50～80 毫升,7～8 次/天;第 3 天进全量流质,每次 100～150 毫升,7～

8次/天；进食后无不适，第4天可进半流饮食，如稀饭、面条、菜粥等，以后逐渐增加进食量，减少进食次数。早期，由于胃容积减小及消化酶分泌减少，消化功能会受到一定的影响，一般从恢复进食到摄入量达标需要1～2个月，待胃适应后可逐渐过渡到软食、普食。

3）肝癌术后营养管理。肝脏部分切除术后早期，患者应当采用低脂饮食，以减轻肝脏的负荷，同时注意补充富含蛋白质和维生素的食物，以帮助肝细胞尽快修复。

4）结直肠癌术后营养管理。结直肠癌切除术后早期，为减少腹泻、腹胀等症状，流食阶段过后宜采用少渣半流食。同时，患者应注意避免食用多渣、辛辣刺激及产气的食物，恢复晚期可逐渐增加富含纤维素的食物。患者肛门（或肠造口）排气后经口进流质饮食至半流质，无不适1周后可逐渐过渡至软食，2周左右可进少渣普食，注意补充高热量、高蛋白、低脂肪、维生素丰富的饮食。

（2）肿瘤患者手术后居家期间科学饮食需注意以下事项：

1）注意食品安全与个人卫生。

2）防止病从口入，少食多餐，细嚼慢咽。一般应将一日三餐拆分成若干小顿（如6～8小顿）；每次进食间隔不要超过3小时；定时进食，不一定要等到饿了再吃。

3）优先吃高蛋白的食物，可使用特殊医学用途配方食品，方便又高效地补充营养。部分特医产品还会额外添加免疫营养素，例如充足的鱼油、精氨酸、核苷酸等。这些成分能帮患者更好地对抗炎症、促进伤口愈合等，从而加速康复。

4）避免进餐时喝太多汤水或饮料，以免"占肚子"，影响吃饭，从而有效避免恶心、呕吐等不适症状。

5）适当增加身体活动，饭前饭后均可进行一些轻微的运动，如散步等，这样做可以增强食欲，帮助消化。

16. 术后运动锻炼有何注意事项？

适度运动可提高患者免疫力，这与我国古代药王孙思邈的理论不谋而合，即"养性之道，常欲小劳，但莫大疲，及强所不能堪耳"。也就是说，运动的度要把握好，不能超过自己的体力承受限度。一般来讲，运动的最佳状态为全身微微汗出，不感到疲惫。

17. 术后心理康复有何注意事项?

(1)研究证实,超过50%的患者围手术期存在抑郁、焦虑等负性情绪,可明显影响治疗依从性和预后,也可能对患者的免疫功能产生影响。而免疫功能与肿瘤的发生、发展密切相关,负性情绪可能影响患者的免疫功能及机体自然杀伤细胞功能。因此,保持良好的心态至关重要。

(2)患者应采取积极、主动、坦然处之的态度,使自己保持良好的精神状态,坚定战胜病魔的信念,努力配合医生的治疗。这将有益于稳定和改善病情,提高治愈率和生存质量,延长生存期。

(3)患者可以与家人、朋友开诚布公地交谈,让身边的人清楚地知道自己的生理和心理的需要,有利于家人、朋友对自己的照顾。不要假装心情很好,也不要因为担心伤害到家人、朋友而隐瞒自己的真实感受,尽量把自己真实的情绪,尤其是不安的心情告诉家人、朋友。也可以对家人、朋友提出一些有利于自己病情康复的合理要求,还可以多和病友一起交流治疗经验,相互鼓励和帮助。

18. 术后会有哪些常见的异常情况? 如何处理?

(1)伤口出血、渗液等。术后早期出现少量渗血、渗液是正常的,要注意对伤口的护理。出院后可适当准备一些无菌包扎的敷料,应急使用。如果敷料浸透则需要及时更换,避免对伤口造成污染。如果存在持续性渗血或出血明显的情况,需要由专业医师检查,评估是不是因为缝合不当或者止血不彻底,对症处理。若出现伤口渗液,建议将备用敷料在医院包扎处理过的敷料外面进行加厚包裹,避免渗液渗出来,然后再与医生联系决定是否需要立即前往医院处理。

(2)发热。发热多是手术后机体应激性炎症反应与创伤修复反应所致,体温一般不超过38℃,血常规表现正常或轻微异常。部分患者也可因切口感染、肺部感染、胸腔积液而发热。体温持续在38.5℃以上、寒战或出现全身感染性症状时,需及时去医院就诊。

(3)胃肠道不适症状。反酸、脂肪泻、恶心、呕吐、腹胀、腹痛、早饱等是胃肠道术后常见的不适症状。

1)反酸,怎么办?

吃饭时坐直,避免躺着吃东西;饭后可以散散步,帮助消化;穿宽松的衣服,避免腹部勒得过紧;避免在睡前2小时之内进食;始终将床头高度保持在30°或30°以上,或睡觉时垫高头部和上半身;弯腰时,试着弯曲膝盖,而不是腰部;一次不要吃太多或喝太多。

2) 脂肪泻,怎么办?

脂肪泻发生时,大便的性状会发生变化,包括明显恶臭、颜色变浅、明亮的油滴、起泡等,建议饮食上:① 先添加少量油脂,然后逐步缓慢增加;② 避免吃油腻、油炸食品;③ 如有需求,可遵医嘱服用胰酶。

3) 胃轻瘫/动力不足,怎么办?

恶心、呕吐(呕吐物中有未完全消化的食物)、腹胀、腹痛、早饱是胃轻瘫、胃动力不足的常见表现,建议饮食上:① 少食多餐,细嚼慢咽;② 液体比固体食物更容易消化,可使用液体剂型或冲调成液体的特医食品补充营养;③ 出现症状时,优先吃清淡少油、低纤维的软烂食物,少吃油腻、高纤维的食物;④ 饭后进行一些轻微的运动,如散步。

19. 术后带管(胃肠减压管、引流管、尿管等)如何护理? 有哪些注意事项?

外科手术之后通常要为患者放置引流管,目的是把人体组织间及体腔中的积气、积血、积液引流到体外,促进伤口愈合,同时预防术后感染。外科术后常用的引流管包括胃管、T形管、尿管、胸腔引流管等,这就需要结合具体的引流管类型,把握好护理要点。

(ⅰ) 引流管

(1) 了解管道的数量及位置,做好标识及固定。标明管道的名称、安置时间,用固定贴固定在皮肤上。

(2) 保持引流管通畅。防止引流管折叠、扭曲、受压。外出时引流袋位置不可高于切口平面,防止逆流,及时倾倒引流液。

(3) 观察切口有无渗血。观察管道切口敷料有无渗血渗液,保持引流管与伤口或黏膜基础部位的洁净,以防感染。

(4) 保持无菌密闭。检查引流管各个连接处,防止漏气或脱落造成逆行感染。

(5) 观察引流液的色、量,定期更换。引流量过多,颜色鲜红,可能有出血征象;引流量过少可能是管道堵塞、受压、漏气、扭曲发生,发现后应及时处理。

(6) 体位变换时应注意保护管道。搬运及翻身时,应先夹管,妥善固定,下床活动时,将引流管固定在低于切口位置的衣裤上。

（ⅱ）尿管

（1）观察尿色、尿量及尿道口有无红肿。多饮水,增加尿量;保持外阴及尿道口清洁干燥,用生理盐水或温开水清洗;外出时尿袋应低于尿道口位置,防止逆流引起感染。

（2）正常尿液清澈透明,呈淡黄色,如有浑浊,可能出现尿路感染,及时就医。

（3）遵医嘱术后按时拔除尿管。拔管后饮水 200～300 毫升,尽量在 2 小时内排尿。

20. 术后居家康复期间,作为家属如何给予患者支持?

（1）观察患者的伤口恢复情况,若有带管（胃肠减压管、引流管、尿管等)回家者,应注意做好护理。

（2）协助患者功能锻炼,在有需要的情况下帮助患者进行翻身叩背、咳嗽排痰、下床活动等。

（3）为患者提供合理、均衡、科学的饮食照护,多吃高热量、高蛋白、高营养、易消化的食物,避免高脂肪、辛辣刺激、油煎食品。营养补充要循序渐进,根据胃肠道的消化吸收功能进行调节。

（4）为患者提供舒适、方便的居家环境,从布局、光线上尽量布置得温暖、舒适些,保持室内空气清新也非常重要,桌椅、沙发和床要调整到合适的高度,方便坐、卧。

（5）作为家属,要保证自己的身心健康,只有家属自己拥有健康的身体,才能给患者提供良好的照顾。

21. 术后什么时候需要复诊? 复诊的频率如何?

肿瘤手术后定期复查十分重要,可以及时发现肿瘤是否复发,以便及时处理,从而取得良好的预后。一般认为,如果肿瘤切除手术是根治性手术,手术后全身没有可见肿瘤,在手术后 2 年内,复查的频率应该是 3 个月复查一次,2 年后到 5 年内可以半年复查一次,5 年后就可以如同正常人,1 年全身体检一次。复查的内容主要有检验(血常规、肝肾功能、电解质、肿瘤标记物等)、影像学检查(CT、MRI、超声、造影等)。不同的肿瘤要加上特别的复查项目,比如,甲状腺癌的复查要加上甲状腺功能相关检查。对于胃癌、结直肠癌术后患者,每年需复查一次胃镜或肠镜。

▌参 考 文 献▐

[1] 杜辉. 运动对癌症患者康复作用的研究进展[J]. 中华肿瘤防治杂志,2016,23(S2):415-416.

[2] 丁晓彤,李惠萍,杨娅娟,等. 乳腺癌患者术后早期功能锻炼循证资源的评鉴分析[J]. 中国全科医学,2018,21(32):4011-4017.

[3] 李智,龚姝. 加速康复外科理念下促进腹部手术患者术后早期下床活动的研究进展[J]. 中国护理管理,2019,19(1):142-145.

[4] 秦芳,李秋萍,陈曦,等. 外科术后患者早期下床活动评估与应对的研究进展[J]. 护理学杂志,2020,35(5):101-105.

[5] 杨志强,张伟辉. 腹部手术预防术后肺部并发症的研究进展[J]. 中国普外基础与临床杂志,2021,28(10):1390-1395.

[6] 翟文忠. 普外科术后感染因素的分析及预防措施[J]. 中国药物与临床,2021,21(8):1324-1326.

[7] Schujmann D S,Teixeira G T,Lunardi A C,et al. Impact of a progressive mobility program on the functional status, respiratory, and muscular systems of ICU patients:a randomized and controlled trial[J]. Crit Care Med,2020,48(4):491-497.

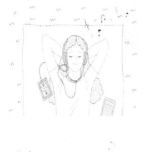

第二章
化学治疗

22. 口服化学治疗药物期间,有哪些特殊的安全要求?

(1) 患者居家口服化学治疗(简称化疗)药物,务必仔细阅读说明书,遵医嘱服药。

(2) 此类药物大多具有刺激性、挥发性,请打开铝膜包装,将胶囊或药片直接放入口中完整吞服,切不可打开胶囊或碾碎药片服用。服药后即刻用流动水洗手。

(3) 通常用温开水送服,不要与茶水、咖啡、豆浆、可乐、牛奶及其他饮料同服(除非说明书特别注明),以免影响药效。

(4) 如果皮肤或黏膜不小心接触药物,需用清水反复冲洗。如有药粉撒出至地面或家具,需戴薄膜手套用一次性湿巾擦去,地面或家具处需要用清水反复擦洗。所有处理用物放入垃圾袋后封闭袋口正确丢弃。

(5) 切忌自行增减药量,需要做好自我观察,如果出现说明书中描述的不良反应,应及时与医生联系。

(6) 考虑到药物之间的相互作用,如果患者正在口服其他药物,应告知医生以判断是否需要作剂量调整。

(7) 通过设置服药提醒闹钟等方法避免漏服药物,如果发现漏服药物,请务必在第一时间查阅药品说明书或者联系医生,以便于更为安全、准确地处置。

23. 如何正确保存口服化疗药物？

（1）一般建议保存温度为15～25℃,避光、避潮。

（2）因为口服化疗药物品种较多,不同的药物存储环境要求不同,所以,要特别提醒患者及其家属务必仔细阅读药物说明书,根据说明书建议的保存方法更为安全。

（3）将化疗药物放在相对独立的空间,与常备药物分开放置,且放在较高处,防止意外接触或误服。

24. 服用化疗药物期间如何饮食？

（1）饮食应以清淡、少食多餐为原则。建议以高蛋白、高维生素、低脂肪饮食为主,避免油炸食物,避免辛辣刺激性食物。

（2）建议食用利于生血的食品,如红豆、花生、大枣等。

（3）服药期间可能会引起恶心、呕吐等不适症状,因此,患者应尽可能在服药期间避免吃香蕉、核桃、茄子等富含色氨酸的食品,以免加重恶心和呕吐。

（4）多食新鲜蔬菜、水果,每日饮水2000毫升左右。

25. 使用化疗药物后可能出现哪些不良反应？

（1）消化道反应:恶心、呕吐、食欲减退、腹泻、便秘、腹胀等。

（2）口腔黏膜炎反应:口干、口腔溃疡等。

（3）脱发:出现脱发、断发等现象。

（4）骨髓抑制:红细胞降低、白细胞降低、血小板降低。

（5）心、肝、肾、肺等脏器毒性:心率加快、咳嗽、厌油、乏力、水肿、血尿、心慌、心电图异常、呼吸困难等。

（6）神经毒性:四肢末端感觉异常,如感觉迟钝、麻木、疼痛等。

（7）皮肤和血管反应:皮肤色素沉着、皮疹。如果使用外周静脉输注化疗药物,可能出现静脉炎等反应。

26. 哪些患者更容易出现恶心、呕吐？如何预防或减轻与化疗相关的恶心、呕吐？

（1）化疗相关性恶心、呕吐的高危人群因素包括:年龄小于50岁;既往不饮酒或很少饮酒;妊娠呕吐史;晕动症;焦虑症;既往化疗时出现呕吐情况;患者对恶心、呕吐的预期;伴随用药(如阿片类止痛药、五羟色胺再摄取抑制剂)等。

（2）对于化疗引发的恶心、呕吐，预防胜于治疗。医生会根据患者使用药物的致吐风险以及患者个人的呕吐风险等级，为患者开具止吐药物。

（3）严格遵照医嘱服用止吐药物，而不是在呕吐发生后再服用。

（4）少食多餐，饮食清淡易消化，避免辛辣刺激性食物，不吃冰冷或过热食物。

（5）可以含服姜汁糖、薄荷糖等，用以缓解恶心感。

（6）聆听舒缓音乐、正念训练等方法可以缓解恶心、呕吐。

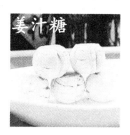 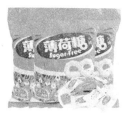 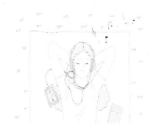

27. 食欲减退有哪些危害？如何改善食欲减退的情况？

（1）患者化疗后一般都会出现食欲减退，其危害有：

1）患者长期能量及蛋白质摄入不足，会引起体重下降、免疫力下降，影响治疗效果。

2）无法耐受抗肿瘤治疗过程中的一些不良反应，加速病情恶化。

3）影响患者情绪，生活质量下降。

（2）改善患者食欲减退的方法主要有：

1）推荐调整饮食方式，可采用少食多餐的方式来补充营养，同时也要额外增加蛋白类的食物。

2）经常变换食谱，改变烹饪方式，注重色、香、味搭配，以促使患者尽可能多地摄入食物。

3）选择膳食纤维比较丰富的新鲜蔬菜和水果。

4）必要时在医生指导下服用安素粉或者蛋白粉等特医食品作为补充，但是不能过于依赖这类特医食品。

5）保持愉快的心情、轻松的就餐环境和适度的休息也是非常重要的。

6）保持口腔卫生，经常漱口，以去除口腔内的食物残渣。

7）餐前可以适当做一些运动来改善食欲，也可以饮用一些开胃饮品刺激食欲,例如酸梅汤等。

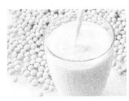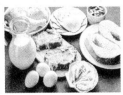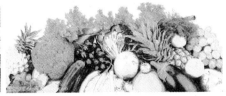

28. 出现严重食欲减退时应该怎么办?

(1) 可以在医生的指导下服用对症药物,例如,甲地孕酮类药物或者米氮平、奥氮平、地塞米松等。需要注意的是:此类药物长期服用会产生不良反应,所以一定要在医生指导下使用。

(2) 推荐每天进行累计半小时的中等强度运动,可以结合身体情况选择运动方式,例如快走、跳舞、打球等。尽可能不要久坐。如果在化疗期间,患者体力不佳,可以把一次运动分解成 2～3 次进行,每次时长 10～15 分钟,以不疲劳为宜。

29. 什么是化疗相关性腹泻? 有何表现?

化疗相关性腹泻是肿瘤治疗相关性腹泻的一种,是接受化学治疗患者中常见的消化道毒副反应,可出现在化疗当天或化疗后。症状轻者影响患者的生活质量,症状重者不仅会干扰正常的肿瘤化疗进程,而且若处理不当还可能导致危及生命的水电解质紊乱等。可导致腹泻的常见药物有氟尿嘧啶、伊立替康、卡培他滨、羟基喜树碱等。

典型临床表现为:无痛性腹泻或伴轻度腹痛;喷射性水样便,一天数次或数十次,持续 5～7 天,严重者会长达 2～3 个月。

30. 出现化疗相关性腹泻怎么办? 需要关注什么?

(1) 少食多餐,把一日 3 餐分成一日 5～6 小餐。

(2) 进食富含钠、钾的食物,如橘子、橙子等,用以补充腹泻丢失的钾、钠元素。

(3) 进食低纤维食物,如大米或白面制成的食物。避免食用芹菜、菠菜、紫甘蓝、韭菜等食品,以免加重腹泻。

(4) 每天饮 8～12 杯温开水,以补充丢失的水分,要慢点喝,防止引发呕吐。

(5) 严禁饮用酒精类饮料,避免进食含咖啡、红茶、可乐饮品。

（6）如果腹泻超过 24 小时，或腹泻时伴有疼痛和肠痉挛，应立刻联系医护人员，必要时给予药物控制。

（7）针对肛门皮肤及黏膜可能出现的潮湿、溃疡，排便后用温水清洗肛门，严重者可用高锰酸钾液坐浴后，外涂氧化锌软膏保护。

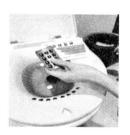

31. 什么是化疗相关性便秘？预防和缓解化疗相关性便秘的方法有哪些？

（1）化疗相关性便秘，是指因接受化疗药物和化疗辅助性药物而发生的，以大便间隔时间延长、大便变硬、形状改变等为特点的一种便秘类型。

布里斯托大便分类法

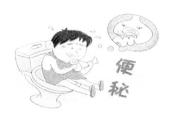

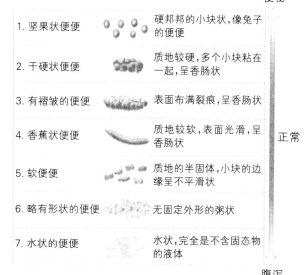

		便秘
1. 坚果状便便	硬邦邦的小块状，像兔子的便便	
2. 干硬状便便	质地较硬，多个小块粘在一起，呈香肠状	
3. 有褶皱的便便	表面布满裂痕，呈香肠状	
4. 香蕉状便便	质地较软，表面光滑，呈香肠状	正常
5. 软便便	质地的半固体，小块的边缘呈不平滑状	
6. 略有形状的便便	无固定外形的粥状	
7. 水状的便便	水状，完全是不含固态物的液体	腹泻

（2）预防和缓解化疗相关性便秘的方法主要有：

1）选择富含膳食纤维的食物，如蔬菜（芹菜、紫甘蓝、油麦菜等）、水果（猕猴桃、火龙果、梨等）、杂粮（燕麦、全麦、红薯等）。推荐每日摄入膳食纤维 25～35 克。

2）多饮汤水，如果患者心脏、肾脏功能正常，每日液体摄入量可达2000毫升。建议患者每日清晨空腹饮用一杯温开水。

3）胃肠功能较弱者，建议少食多餐，每日5～6餐；适当进食润肠通便的食物，如蜂蜜、芝麻等。

4）养成良好的排便习惯。结肠活动在晨醒和餐后时最为活跃，建议患者在晨起或餐后2小时内尝试排便，排便时集中注意力，减少外界因素的干扰。只有养成良好的排便习惯，才能真正完全解决便秘问题。

5）合理运动。散步、太极拳、体操等形式不限，以安全、不感到劳累为原则，避免久坐、久躺。

6）除饮食调整外，患者还可以遵循医嘱服用缓泻剂或者粪便软化药物。

7）特别提醒患者注意，如果出现便秘伴随腹痛、腹胀、呕吐等不适症状，应及时就医，以了解肠道功能状况。

32. 何为化疗相关口腔黏膜炎？如何预防和处理口腔黏膜炎？

（1）化疗相关口腔黏膜炎是指肿瘤患者在接受化疗后出现的以口腔黏膜糜烂、溃疡为主要表现的急慢性口腔黏膜损伤。在化疗过程中，口腔黏膜上皮细胞的生长和分化受到干扰，导致黏膜上皮细胞周期异常及细胞凋亡，引起黏膜急慢性炎症。据统计，口腔黏膜炎的发生率在接受传统化疗患者中为20%～40%，在接受造血干细胞移植预处理患者中约为80%。它严重影响患者生存质量甚至延误肿瘤治疗进程。因此，化疗性口腔黏膜炎的预防与治疗必须贯穿于肿瘤治疗的全过程。

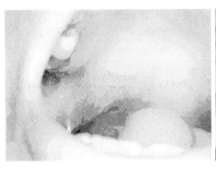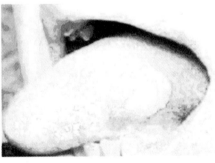

（2）预防和处理口腔黏膜炎的方法如下：

1）保持口腔卫生。① 建议选购含氟非刺激性牙膏，选用刷头小、刷柄长度合适、宽度适中的软毛牙刷，刷毛末端应进行过磨圆处理，细软、柔韧易弯,减少对黏膜的刺激,同时牙刷应每月更换一次,防止细菌堆积;② 建议每天餐后和睡前刷牙;③ 使用牙线、电动冲牙器等及时清除牙间隙滞留的食物残渣和菌斑,使用过程中应注意避免损伤牙龈和黏膜;④ 每天餐后使用生理盐水、2%～4%碳酸氢钠等温和的漱口水,每次含漱 2～4 分钟,清除食物碎屑;⑤ 建议戒除烟草、酒精、槟榔等,避免对口腔黏膜产生不良刺激。

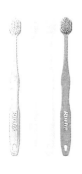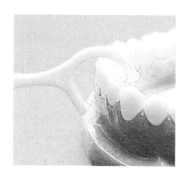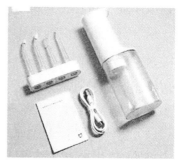

2）在化疗开始前,进行全面系统的口腔检查,并对口腔内存在的可能危险因素及时治疗,消除潜在的口腔黏膜危害。

3）食用质地软、小块、易吞咽的食物,细嚼慢咽,避免过冷、过热及过硬、松脆的食物,防止损伤口腔黏膜。

4）接受氟尿嘧啶类药物化疗的患者及干细胞移植前使用高剂量化疗的患者,在化疗开始前 5 分钟及化疗 30 分钟内予冰块口含,可以降低口腔黏膜炎的发生率。

5）如果出现口腔黏膜炎,建议遵医嘱使用药物治疗以控制疼痛、修复黏膜、控制感染。

33. 化疗导致的脱发是永久的吗？有哪些护发小妙招？

（1）化疗导致的脱发不是永久的。脱发常在化疗开始 2～3 周后发生,可能是头发少量地脱落或成撮地脱落,持续 1 周左右。化疗药物不会破坏毛囊,通常在化疗结束 2～3 个月后重新长出头发,有时头发也可在化疗过程中长出,只是新长出来的毛发颜色和形状可能有变化,也有一部分肿瘤患者的头发会比以前更黑亮、浓密。

（2）化疗患者护发的小妙招主要有：

1）建议使用含蛋白质的软性洗发剂,更好养护头发,使用软的梳子。

2）剪短发。短发使头发看上去要浓密一些,即使脱发也可以更好处理。如果要剃光头发,最好用电推剪而不用剃刀。

3）经常按摩头皮,促进毛发生长。

4）使用防晒油、戴帽子和围巾等来保护头发,防止太阳照射。

5）在脱发前做好准备,提前购买合适的假发。注意所选择的假发戴起来要舒适,应该选择不损伤头皮的材质。

6）洗发时动作轻柔,用不刺激的或婴儿洗发香波,洗后用柔软的毛巾轻轻吸干而不可用力搓揉头发。

34. 何为骨髓抑制?化疗患者为何会出现骨髓抑制?

（1）骨髓抑制是指骨髓中的血细胞前体的活性下降,不能及时生成新的血细胞。骨髓抑制最先表现为中性粒细胞减少,严重时血小板减少,而红细胞寿命较长,其减少多见于长期化疗。

（2）化疗药物针对的是生长活跃的细胞。除恶性肿瘤细胞外,骨髓造血干细胞、消化道黏膜等器官或组织的细胞更新也较快,这是化疗药物引起相应不良反应的原因。很多化疗药物都具有骨髓抑制作用,差别仅在于程度不同而已。

35. 血细胞(白细胞、红细胞、血小板)减少时应该怎么办?

（1）红细胞减少者:① 进食含铁丰富的食物,加强营养。含铁量丰富的食物有动物肝脏、虾米、蛋黄等动物性食品,以及芝麻、海带、黑木耳、紫菜、香菇、黄豆、黑豆、大枣等植物性食品。② 保持充足的睡眠,减少运动量。起身时应缓慢站起,防止站起过快而导致眩晕、跌倒。③ 根据血红蛋白的具体数值,遵医嘱使用药物升血治疗,必要时输血治疗。

（2）白细胞减少者:① 外出时佩戴口罩,避免到人流量较大的公众场所。② 家人出现感冒症状时,应注意与其隔离。③ 注意个人卫生,进食后漱口。自我观察体温情况,出现发热、咳嗽、咳痰、排尿不适等症状时及时就医。

（3）血小板减少者:① 卧床休息,避免剧烈运动,以防止外伤出血。② 避免用牙签剔牙,以防止齿龈损伤。③ 保持大便通畅,勿用力排便。④ 避免使用具有抗凝作用的药物。

（4）遵医嘱按时复查血常规,以便于动态监测骨髓抑制程度及变化情况,并与医生保持联系,主动报告异常血常规情况,便于及时处置。

36. 如何应对化疗引起的脏器功能损伤?

（1）定期检查肝、肾功能,若有异常应及时就诊,遵医嘱进行治疗。

（2）化疗过程中必须严格戒烟戒酒,注意食品卫生,禁止食用过期或者变质的食物。

（3）多食用新鲜瓜果,选择清淡好消化、低嘌呤的饮食,避免食用海鲜、动物内脏等,防止出现尿酸性肾病。

（4）家中可自备心率监测仪,如果感到心脏不适可监测心率、脉搏,并及时就诊。

（5）使用蒽环类药物化疗的患者需定期检查心脏功能。

（6）少食多餐,减少进食高胆固醇的食物。

（7）注意休息,减少心肌耗氧及心脏负担。

37. 化疗引起的外周神经毒性的表现有哪些? 如何应对化疗引起的外周神经毒性?

（1）化疗药物可引起神经系统的病理改变,临床表现有:四肢末端的感觉异常,如感觉迟钝、疼痛、麻木等。即使停止化疗后,相关症状也将持续一段时间,影响患者的日常生活。

（2）应对化疗引起的外周神经毒性的主要措施有:

1）注意保暖。冬季外出佩戴手套、口罩、围巾等保暖物品。

2）用温水泡手泡脚,水温一定让家人调试好,避免烫伤。洗手洗脚后及时涂抹保湿、温和的乳液保护皮肤。

3）穿戴宽松的鞋袜、手套,避免手足摩擦和受压,避免进行较重的体力劳动。

4）避免徒手进入冰箱取、放物品,需要时可以佩戴手套。

5）精细动作(穿针引线、扣纽扣等)可能会受到影响,必要时可请家人代劳。

6）不要从事存在受伤风险的事务,如切菜、缝纫、驾驶等,也不要从事高空作业。

7）症状严重以致影响日常生活时,应及时报告医生,遵医嘱使用药物治疗。

38. 药物引发的色素沉着是否可以恢复? 如何应对?

（1）皮肤色素沉着是因为皮肤黏膜黑色素沉积增多,颜色变深是暂时现象,停药后皮肤颜色会逐渐恢复。

（2）避免强烈日光直接曝晒,外出时戴帽子、口罩,穿长衣长裤,做好防晒。

（3）定时洗浴以保持皮肤清洁，不要用过热的水或有刺激性的肥皂、沐浴液。

（4）皮肤色素沉着及脱屑处，不要用手搔抓及随意使用药物涂抹，可用凡士林外涂。

（5）如果出现明显的皮肤改变（水泡、剥脱、角化过度、出血、肿胀等），以及疼痛等症状，影响日常生活和活动，应及时联系医生处理，不可盲目自行用药。

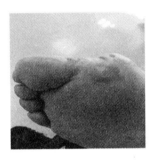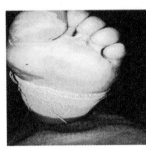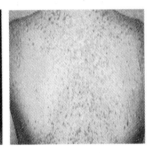

39. 患者的排泄物对环境是否有危害？如何保护家人及家庭环境？

（1）化疗药物可能存在于患者的粪便、尿液、唾液、血液、呕吐物及其他排泄物中。如果这些排泄物处理不当，会给接触人员带来直接或潜在的危害，也会造成对环境的污染。

（2）患者应提前备好带盖垃圾桶，用于呕吐物等的盛装。

（3）咳嗽较剧烈患者，应佩戴口罩，避免直接对着他人咳嗽。

（4）患者的待洗衣物及其被呕吐物沾染的衣物，不要与家人衣物混合洗涤，接触时戴手套。

（5）不要和家人混合使用贴身的生活物品，不混用餐具等，尤其是怀孕和幼小的家人。

（6）患者排便后，立即盖上马桶盖，连续冲水至少2次。

（7）开窗通风，有利于防止交叉感染。

40. 处理患者的呕吐物、排泄物等时如何防护？

（1）患者的呕吐物、排泄物、分泌物及其他体液中含有低浓度的抗癌药物，特别在处理化疗后48小时之内患者的排泄物和呕吐物时，应格外小心，注意做好个人防护。

（2）处理人员应佩戴口罩、手套，以免药物沾染皮肤及衣物。

（3）处理完毕后，将手套从手腕部翻转脱下丢入垃圾桶。用肥皂洗手，流动水冲洗。垃圾袋即刻封口丢弃。

（4）如果呕吐物喷溅到眼睛或皮肤，用肥皂和清水清洗皮肤 5 分钟，用清水冲洗眼睛 5 分钟。

41. 育龄期患者服药期间如何避孕？

（1）对于女性育龄期患者，建议患者在口服化疗药物期间避免怀孕。以药物卡培他滨为例，在整个治疗期间以及卡培他滨服药后至少 6 个月内应使用有效的避孕方法，如使用避孕套、放置宫内节育器等。

（2）对于男性育龄期患者，基于遗传毒性结果，患者本人及具有生育能力的女性伴侣应在治疗期间，以及卡培他滨末次给药后 3 个月内，使用有效避孕方法，如使用避孕套等。

（3）服用不同的化疗药物，末次给药后避孕时间也不同，具体可查阅药品说明书或咨询医护人员。

参 考 文 献

［1］ 广东省药学会.铂类药物临床应用与不良反应管理专家共识[J].中华肿瘤杂志，2018,40(9):721-728.

［2］ 李晓莉,孟爱凤,徐桂华,等. 癌症患者居家口服化疗用药安全管理的研究进展[J]. 护理学杂志,2021,36(8):25-28.

［3］ 薛慧,周晓蓉. 肿瘤患者居家口服化疗药的健康教育[J]. 护理学报,2018,25(14):69-71.

［4］ 张丽芹. 化疗药物的危害及接触人员的防护措施[J].临床合理用药杂志,2015,8(8):141.

［5］ 中国抗癌协会肿瘤临床化疗专业委员会.肿瘤药物治疗相关恶心、呕吐防治中国专家共识[J]. 中国医学前沿杂志(电子版),2019,11(11):16-26.

［6］ 中国抗癌协会肿瘤营养与支持治疗专业委员会.肿瘤患者食欲评价和调节的专家共识[J].肿瘤代谢与营养电子杂志,2020,7(2):169-177.

［7］ 中国临床肿瘤学会抗肿瘤药物安全管理专家委员会.抗肿瘤治疗引起急性口腔黏膜炎的诊断和防治专家共识[J].临床肿瘤学杂志,2021,26(5):449-459.

［8］ 中国临床肿瘤学会.肿瘤化疗所致血小板减少症诊疗中国专家共识[J].中华肿瘤杂志,2018,40(9):714-720.

［9］　中国临床肿瘤学会.肿瘤放化疗相关中性粒细胞减少症规范化管理指南［J］.临床肿瘤学杂志,2021,26(7):638-648.

［10］　中国药学会医院药学专业委员会.化疗所致的恶心呕吐的药物防治指南［J］.中国医院药学杂志,2022,42(5):457-473.

［11］　欧洲肿瘤内科学会.癌症患者腹泻［J］. Ann Oncol. ,2018 Jun 21.

［12］　欧洲肿瘤内科学会.晚期癌症患者便秘的诊断、评估和管理［J］. Ann Oncol. ,2018 Jul 17.

［13］　欧洲肿瘤内科学会.系统性抗癌治疗引起的外周和中枢神经毒性的诊断、预防、治疗和随访［J］. Ann Oncol. ,2020 Jul 23.

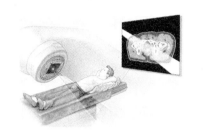

第三章
放 射 治 疗

42. 什么是放射治疗？放射治疗常用的放射源有哪些？

（1）放射治疗（radiation therrapy）是应用高能量的射线照射肿瘤，破坏肿瘤细胞中的 DNA，以杀灭肿瘤细胞或抑制肿瘤细胞生长的一种治疗技术，其中也可对良性疾病或是低度恶性肿瘤进行治疗。放射治疗（简称"放疗"）、化学治疗（简称"化疗"）、外科治疗（手术治疗）是目前治疗恶性肿瘤的主要手段，50%～70%的恶性肿瘤患者需要接受放射治疗，其中，约50%的患者是根治性放疗，放疗可单独使用，也可与其他治疗联合应用，放射治疗属于一种局部治疗，它既具有手术治疗肿瘤的作用，又能避免手术带来的组织损伤、畸形等。在放射治疗开始前，建议向专业放疗科医生进行咨询，放疗科医生会根据患者病史、体征、实验室检查以及影像学检查结果，综合分析是否有放疗的指征，以及确定需要放疗的部位、剂量和照射方式。

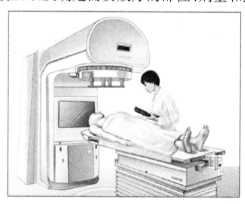

（2）放射治疗的放射源大致可以分为三大类：第一类是放射使用的同位素发射出的 α、β、γ 射线；第二类是各类加速器产生的高能 X 射线和电子线；第三类是各类加速器产生的质子束、中子束及其他重粒子束。

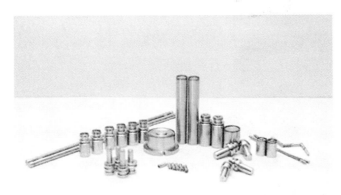

43. 放射治疗常用的照射方式有哪些？放疗前需要注意些什么？

（1）放射治疗常用的照射方式主要包括近距离放射治疗和远距离放射治疗。近距离放射治疗是指将放射源直接置入被治疗的组织内或器官腔内进行照射，包括腔内照射、组织间照射、术中照射和同位素敷贴等；远距离放射治疗是指放射源离开人体一定距离照射某一病变部位。近距离放射治疗和远距离放射治疗的区别在于：首先，与远距离放射治疗相比，近距离放射治疗所用放射源的强度较小，治疗距离短，剂量分布的均匀性较差；其次，远距离放射治疗时大部分射线能量被准直器、限束器等屏蔽，仅有小部分能量到达组织，而近距离放射治疗时大部分能量被受照射组织吸收；再者，远距离放射治疗时，放射线必须穿过正常组织才能到达肿瘤组织，肿瘤治疗剂量常受其周围正常组织耐受量的限制，故需要选择不同能量的放射线和采用多野照射技术。

（2）放疗前不管是患者本人还是患者家属都有必要向医生了解放疗过程中、放疗后可能出现的并发症。患者家属与医护人员需与患者多沟通交流。放疗前尽量戒烟戒酒，保持足够的睡眠，减轻患者心理压力。医生在定位时标记的定位线要经常检查，患者不得随意擦掉或者涂改，遇有突发情况需及时就诊。

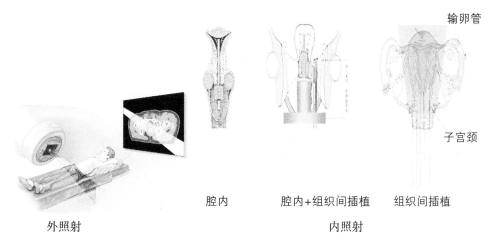

输卵管

子宫颈

外照射　　　腔内　　　腔内+组织间插植　　　组织间插植

内照射

44. 放射治疗的时候会产生疼痛吗？

放射治疗跟平时拍 X 线片应用的 X 射线是一样的，只不过放射治疗使用了高能量 X 射线，所以放射治疗的整个过程基本不会产生疼痛，只是在少数患者发生放射性皮炎的时候可能会产生轻微疼痛。放射性皮炎常发生在照射后的几天或几个月内，轻症表现为灼热、疼痛、干燥或潮湿脱屑，重症则出现水肿、溃疡、出血、坏死、局部感染。但是只要多与医生及时沟通，严格执行医生的医嘱，疼痛就能得到有效缓解。

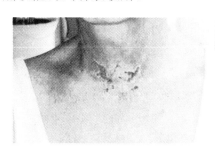

45. 放射治疗多久后才能看到疗效？

70%的恶性肿瘤患者需接受放射治疗，但并不是靠一次或几次放射治疗后，就立刻可以看到明显效果，具体疗效因人因所患肿瘤而异，一些患者在接受几次放射治疗后肿瘤细胞开始死亡，有些患者在治疗数周后才出现肿瘤细胞凋亡。但不可否认的是，放射治疗是能够杀死肿瘤细胞的，所以患者在接受放射治疗后不必过于着急。

46. 进入放射治疗室需要注意什么？

进入放射治疗室最好不要携带或佩戴金属物品，如手表、耳环、项链、手镯、金属假牙、钥匙等，以免增加放射线吸收，加重皮肤损伤。

47. 放射治疗的同时是否还需要接受其他治疗？放射治疗需要花费多少钱？

（1）放射治疗的同时是否需要接受其他治疗，需要医生根据患者的具体病情来决定，放射治疗既可以作为主要治疗手段，如在鼻咽癌中发挥主要作用，也可作为辅助手段，如在各种手术治疗前后需要接受放射治疗。

（2）一般放射治疗用的都是先进大型设备，因此放射治疗费用相对可能有点高，少则几千元，多则几万元，但是这也与患者病情有关，因需要治疗的周期不同，以及每个地区医保报销比例不同，所需费用也就不同，一般常规放疗周期需要2～7周，每天一次，每次5～10分钟，每周连续放疗5次。

48. 放疗期间能吃什么？不能吃什么？

为了保证放射治疗效果，在放射治疗前1～2周需加强患者的营养摄入，为治疗创造一个良好的基础条件；多数患者放射治疗后出现食欲减退、胃部不适等，因此应密切观察，饮食以高蛋白、高维生素及含糖类丰富的食品为主，进食易消化、清淡、刺激性小的食物，食物以软、烂、细、碎为好，少食多餐，避免辛辣、刺激、粗糙、多刺等食物，同时在放射治疗期间忌烟酒，避免强烈气味的刺激，单独通过进食不能满足患者机体需要时，应及时与医生取得联系，给予静脉补充营养；放射治疗后，选择容易消化、营养丰富、无刺激性的食品，增加营养，多饮水，多吃新鲜蔬菜及水果。具体患者具体对待，保证患者饮食爽口和供给机体足够能量，消减放疗引起的毒副作用，顺利完成放疗，促进患者早日康复。同时针对不同患者的营养状况给予个体化饮食指导，加强营养，增强体质。营养良好的患者不但能耐受放疗，而且能使精神、体力在治疗后迅速得到恢复，充分体现了营养饮食的重要性。

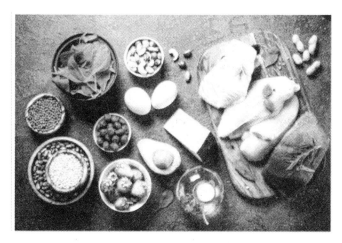

49. 放疗引起的厌食、呕吐、恶心如何应对？

放疗全身反应表现为一系列的功能紊乱与失调，如精神不振、食欲下降、身体衰弱、疲乏、恶心呕吐、食后胀满等。恶心、呕吐是肿瘤放疗时常见的副作用之一，大多数是因为放疗引起胃肠功能紊乱造成的，也有的是因为脑干受到照射或放疗野太大，加上患者精神紧张、忧虑、疼痛等而引发和加重。防治的办法：患者应注意卧床休息，多饮水以利于代谢产物的排泄；少食多餐，吃易消化的食物，不要吃过甜、辛辣油腻、气味不正的点心和食物。通过止呕药物减轻症状，如呕吐严重，可注射甲氧氯普胺（灭吐灵）等药物。厌食是最早出现的症状之一，也是放疗过程中的一种副反应，对食欲不振要根据不同情况对症治疗，例如，放疗引起的食欲不振，可服用改善胃口的药物，也可选择食用开胃食品，还可以考虑中医药治疗。上述症状较重者可考虑输液来替代饮食，甚至需暂停放疗。

50. 肿瘤放疗引起中性粒细胞减少症时，如何护理？如何对患者进行宣教？

对于放疗后中性粒细胞减少需要及时识别并给予处理，因此给予患者的宣教及监测是至关重要的。放疗后患者应每周复查 1～2 次血常规，检测白细胞与中性粒细胞水平，在放疗后 7～14 天内每天进行体温监测，如果发现中性粒细胞减少，则需及时就诊。由于中性粒细胞的减少，肿瘤患者免疫功能多有受损，应当采取防护措施，平时注意室内通风，保持空气新鲜，尽量不去人群聚集的公共场所，外出时应当佩戴口罩，保持口腔卫生及皮肤清洁，避免皮肤破损。对于中性粒细胞水平过低的患者，需要住院进行预防性保护隔离,每日对房间进行空气消毒。

51. 放疗过程中患者皮肤护理需要注意什么?

由于皮肤表浅,射线照射后皮肤会发生不同程度的急性反应,表现为红斑、烧灼感、瘙痒、破损、脱屑等。减轻放疗造成的急性皮肤反应的方法是,保持照射野皮肤清洁、干燥,防止感染,避免局部皮肤刺激。放疗期间衣着要柔软,避免粗糙衣服摩擦,勿用手抓搓,勿穿硬质高领衣服(对于颈部照射者),勿在强烈阳光下暴晒,勿做红外线等各种理疗,禁用胶布或胶膏,禁注射、热敷、自行用药,忌用肥皂或护肤霜洗擦,禁抹刺激性或含重金属的药物,如碘酒、红汞、万花油等,对需要刮胡须或刮毛发的反应区域,使用电动剃须刀。放疗前医生确定照射部位,作为放射治疗标记线,如果颜色变浅,则需要及时请医生画线,切勿自行描线。

52. 放疗患者口腔护理需要注意什么?

对于口腔黏膜炎低风险患者,应鼓励其每日自我评估口腔情况,有异常变化时,应及时告知医护人员,指导患者戒烟、戒酒。患者应避免进食尖锐、粗糙、辛辣、过咸、过酸、过热等易刺激或损伤口腔黏膜的食物,患者做好基础口腔护理:① 进食后和睡前使用软毛牙刷刷牙,宜用含氟牙膏,至少2次/天。牙刷刷头向上放置保存,每月至少更换一次牙刷。② 使用不含酒精的溶液漱口,如生理盐水或3%～5%碳酸氢钠溶液,至少2次/天,使用漱口液时应先含漱,再鼓漱,时间至少1分钟,治疗期间禁用牙线和牙签。对于口腔黏膜炎中风险患者,应在轻度风险预防措施的基础上进一步加强。指导患者宜增加生理盐水或3%～5%碳酸氢钠溶液漱口频次,至少4次/天。宜在治疗前指导患者前往口腔科筛查及治疗口腔基础疾患。患者治疗前开始含冰片、冰水等保持口腔低温30分钟,患者用清水漱口后,再使用药物漱口液或口腔黏膜保护剂。对于口腔黏膜炎高风险患者,应在中度风险预防措施的基础上进一步加强,可使用不同制剂的药物漱口液漱口,使用不同药物时至少间隔30分钟。使用低剂量激光(氦氖激光)预防治疗。预防使用重组人角质细胞生长因子时,应正确配置并指导患者每次含漱3分钟,至少4次/天。口腔黏膜炎风险等级评估如表3.1所示。

表 3.1　口腔黏膜炎风险等级

风险等级	风险因素			
轻度风险	☐女性　　☐≥60 岁　　☐ 吸烟　　☐ 饮酒 ☐佩戴义齿　☐ 口腔卫生不良　☐ 口腔 pH 值<6.5			
中度风险	☐ 有口腔疾病(龋齿、牙周病等)　☐ 口干/唾液腺分泌不足 ☐ 有营养不良的风险,营养状况差　☐ 脱水 ☐ 疾病终末期　　☐ 重度骨髓抑制 ☐ 合并糖尿病或免疫缺陷病 ☐ 接受氧疗、留置鼻胃管等可能导致口腔干燥的治疗 ☐ 服用靶向药物　☐ 服用双磷酸盐制剂　☐ 服用镇静剂 ☐ 服用阿片类药物　☐ 服用利尿剂			
重度风险	☐ 头颈部放疗 ☐ 大剂量化疗 ☐ 自体/异体造血干细胞移植			

注:有两个及以上中度风险因素为高风险人群,有三个及以上轻度风险因素为中度风险人群;合并多个口腔黏膜炎相关风险因素时,以高级别为准。

53. 放疗的患者能结婚吗?

建议患者根据自己的肿瘤类型、分期,积极配合医生完成治疗,观察 3 至 5 年后,全身一般情况良好,才可以考虑婚姻问题。

54. 放疗的患者可以怀孕生育吗?

怀孕和生育是女性基本的权利,特别是我国乳腺癌中位发病年龄较轻,近年来更有年轻化的趋势,一般认为婚后妇女患肿瘤,特别是乳腺癌患者在没有治愈前不建议怀孕和生育,其原因有:① 怀孕期间身体消耗大,内分泌及免疫功能的变化促进肿瘤的发展,尤其乳腺癌、宫颈癌等,使肿瘤发展快,易于转移,造成预后差;② 在肿瘤治疗期间怀孕,放疗可导致胎儿流产及胎儿畸形;③ 治愈不久的肿瘤患者,有肿瘤复发或转移的风险,如合并妊娠或生育势必加重治疗的困难,影响预后。

55. 放疗的患者可以哺乳吗?

肿瘤患者不建议母乳喂养,因为哺乳不仅增加体力营养的消耗,而且对于机体控制肿瘤也是不利的。哺乳会促进脑垂体分泌催乳素,催乳素水平升高,特别会促进乳腺肿瘤细胞的生长,对于乳腺癌患者,由于体内内分泌的改变,它不仅会促进乳腺癌的进展或转移,而且还有可能导致治疗后残存的乳腺癌肿瘤细胞复发。

56. 放疗期间和放疗后能否过性生活?

肿瘤患者在治疗期间,由于放射可能产生不同程度的副作用,导致身体虚弱,食欲减退,精力不足,这时不建议过性生活。放疗结束,可以根据身体情况逐步恢复性生活,但是,宫颈癌在接受放射治疗期间,宫颈局部可有不同程度的出血、坏死、水肿等组织反应,阴道亦可有水肿、充血、狭窄、粘连等副反应,放疗结束后这些副反应可能还会持续一段时间,此时不建议进行性生活,一般建议宫颈癌治疗结束后 2～3 个月,可逐渐恢复性生活。康复期适度的性生活,不仅不会给身体带来损害,而且对调节患者情绪,增强自信心,协调夫妻感情是有积极意义的。

57. 放疗过程中出现负面情绪怎么办?

努力保持积极的心态,减轻患者的心理压力,改善焦虑和抑郁的情绪。家属要多给予适当的鼓励与安抚,让其积极配合治疗,消除恐惧、焦虑等心理,多鼓励患者做一些自己感兴趣的事情,例如,唱歌、跳舞、浇花、养鸟、书法、绘画、摄影等,以起到精神寄托的作用。

58. 放疗患者如何合理饮食?

放疗患者饮食营养要全面、均衡,提高能量和蛋白质的摄入。能量和蛋白质摄入目标为:能量每天 $25\sim35$ kcal/kg[①],蛋白质每天 $1.2\sim2.0$ g/kg。良好的营养支持可以增加患者的免疫力,有益于肿瘤的控制。

59. 放疗过程中如何锻炼身体?

患者放疗过程中需注意休息,但不能整日卧床,也不可剧烈运动,可根据自身情况进行适当的锻炼运动。锻炼中要掌握运动量,即锻炼后不应有

---

① 　cal(卡)、kcal(千卡)为热量的非法定计量单位。热量的法定计量单位为 J(焦耳),1 cal =4.1868 J;kg 为质量单位千克。

明显的疲劳感,身心应感到轻松、舒畅,食欲及睡眠均处于良好的状态,以利于康复。锻炼身体应以持之以恒、循序渐进为宗旨。值得注意的是,如果身体感到乏力等不适,应及时调整锻炼的方式和强度,甚至暂停锻炼。放疗后鼻腔如有较多的分泌物,尤其是脓性分泌物时,尽量避免游泳等水上运动。患者还可以根据自己的身体状况和兴趣,选择锻炼方式,例如,打打太极拳、做做保健操、散步等,但避免参加过激、过猛的运动。除此之外,还可以做一些力所能及的家务等。

60. 放疗后多久可以拔牙?

除头颈部肿瘤外,其他部位肿瘤患者只要不在骨髓抑制期内,对于拔牙无特殊要求。鼻咽癌等头颈部肿瘤患者放疗后 3～5 年内不建议行拔牙、镶牙治疗,至于应该选择 3 年后还是 5 年后,目前没有统一说法,一般认为选择治疗的时机越推后,其并发症的发生率就越小。鼻咽癌等头颈部肿瘤患者接受肿瘤放疗时,放射线可以损伤唾液腺,从而抑制唾液腺的分泌功能,唾液分泌减少,而唾液黏稠度和酸度不断增加,则有利于细菌繁殖,最终容易导致放射性龋齿、牙龈红肿、齿槽溢脓等多种难治性口腔疾病的发生。受损后的唾液腺,其分泌功能的恢复一般需要 3～5 年。伴有高血压、糖尿病、慢性肾病等基础疾病的患者恢复时间可能需要更长。鼻咽癌等头颈部肿瘤患者若在这期间进行拔牙、镶牙治疗,不仅容易出现上述并发症,而且可能诱发颌骨骨髓炎。总的来说,可根据患者放疗前的一般情况、放疗取得的效果、有无并发症及其严重程度、放疗后的恢复情况以及患者的平素体质来做综合评估。

61. 放疗会脱发吗?

放疗会引起脱发,主要为短暂性脱发,很少发生永久性脱发,大部分与放疗相关的短暂性脱发一般在放疗开始后 2～3 周内,放疗结束后 2～3 个月又重新生长。放疗引起的脱发主要机制为急性放疗剂量下引起细胞凋亡,同时与巨噬细胞增殖减少、蛋白质合成减少、细胞膜对巨噬细胞通透性下降,导致毛囊周围血供减少有关。与放疗相关的永久性脱发是指放疗造成毛囊结构破坏,新发不能再生。然而到目前为止,关于头皮的放疗剂量与永久性或短暂性脱发的关系尚无统一的说法或者共识。

62. 放疗后需要注意哪些?

放射治疗结束后,患者的剂量达到最高,急性损伤也达到高峰,整个放疗期间患者的身体消耗很大,放疗后1个月患者所面对的问题不亚于治疗期间,所以放疗后1个月要及时复诊,同时放疗后患者要保持良好的心态,改变以往不健康的生活习惯与方式,保持足够的睡眠时间,一旦有突发症状必须及时就诊。患者需要以积极向上的心态去面对生活,适当锻炼,以提高身体免疫力。

63. 放疗后常见并发症有哪些?

放射治疗后一般会引起皮肤反应、骨髓抑制、全身反应等。皮肤反应分为干性反应、湿性反应、全皮坏死等;骨髓抑制分为白细胞下降、红细胞下降、血小板降低等;全身反应分为精神不振、纳差、恶心、呕吐等。而不同部位放射治疗又有其特殊并发症,如头颈部放疗的常见并发症有脱发、口腔黏膜炎、鼻腔黏膜反应、味蕾损伤、张口困难等;胸部放疗的常见并发症有放射性肺炎、放射性食管炎等;腹部放疗的常见并发症有恶心、呕吐、放射性直肠炎、放射性膀胱炎等。

64. 放疗后居家饮食需注意哪些事项?

放疗后患者居家饮食应以品种丰富,搭配合理,清淡无刺激、易消化食物为主,禁烟酒,忌过冷、过硬、过热以及油腻、辛辣食品,根据放疗后反应及时调整饮食,如选择少量多餐,保证足够的营养和水分的摄入。

65. 放疗后是否可以上班?是否可以洗澡、游泳、带孩子及做饭等家务?

(1)放疗结束后大部分人经过一段时间恢复,使身体对放疗造成的损害有了一定恢复,可以正常上班。但是具体的还需要根据患者自身恢复情况而决定,对于自身恢复较差的患者,建议还是需要多休息,不建议上班,以免导致身体疲劳,影响治疗效果。

(2)如果放疗后恢复比较好,病情控制得比较稳定,那么很多患者还是可以游泳的,但是如果病情恢复不太好,或是病情比较严重,建议暂时不要游泳。放疗分为外放疗和内放疗,对于外放疗患者,由于其体内没有放射性,此时如果患者身体恢复良好的话是可以带孩子的;而对于内放疗患者,如果治疗后放射源被取出,患者体内也没有放射性,且患者身体恢复良好的话也是可以带孩子的;但是,如果内放疗后放射源未取出,因放射源存留在体内,所以患者体内有放射性,那么不建议带孩子,不仅如此,对于这类患者还应该妥善处理痰液、尿液等分泌物,以免造成其他危害。放疗后如果恢复比较好,病情控制得比较稳定,可以做饭以及一些力所能及的家务,但是不建议做重体力劳动,所有体力劳动均应以患者不感觉劳累为原则。

66. 放疗后多久照射野可以晒太阳?

在放射治疗后,皮肤会比以往脆弱,建议在放射治疗结束后1年内注意避免紫外线照射,户外活动时应保护好放疗过的皮肤区域,宜使用防晒的护肤品,佩戴帽子和穿长袖衬衣、长裤。

67. 放疗后多久到医院复查?

放疗结束后定期到医院复查,第一次复查时间一般在放疗结束之后的1个月进行,以后每3个月复查一次,2～5年内半年复查一次,5年后每年复查一次,如遇不适随时到医院就诊。

参 考 文 献

［1］　李晔雄,王绿化,高黎,等.肿瘤放射治疗学[M].5版.北京:中国协和医科大学出版社,2018.

［2］　邓晓琴,王晓杰.乳腺癌放射性心脏损伤研究进展[J].中国实用内科杂志,2018,38(7):22-24.

［3］　宋凤丽,康宁,李京华,等.急性放射性皮肤损伤的中医治疗思路[J].中医外治杂志,2019,28:63-64.

［4］　中华医学会放射肿瘤治疗学分会.放射性口腔黏膜炎防治策略专家共识(2019)[J].中华放射肿瘤学杂志,2019,9(28):641-647.

［5］　中华医学会放射肿瘤治疗学分会.肿瘤放疗患者口服营养补充专家共识(2017)[J].中华放射肿瘤学杂志,2017,26(11):1239-1247.

［6］　中国临床肿瘤学会指南工作委员会.肿瘤放化疗相关中性粒细胞减少症规范化管理指南[J].中华肿瘤杂志,2017,39(11):868-877.

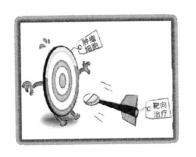

第四章
生物免疫治疗

68. 什么是生物免疫治疗? 生物免疫治疗的目的是什么?

(1) 生物免疫治疗是近年来提出的一个比较宽泛的概念,是继手术治疗、放疗、化疗之后的第四种新型肿瘤治疗模式。与传统的治疗方法相比,生物免疫治疗是只针对肿瘤细胞本身的一种精确性的治疗方法,具有安全性较高、疗效显著、不良反应小等优点,已经逐渐被医务工作者和患者接受。目前临床应用比较广泛,它是应用现代生物技术和生物制剂等直接或间接的介导抑制肿瘤和杀灭肿瘤细胞的一种新型治疗方法。

(2) 生物免疫治疗是利用人体自身的免疫细胞,通过免疫机制有效抑制肿瘤生长、消除转移病灶,可在放化疗的基础上进一步提高疗效,能够预防和控制肿瘤的转移和复发,延长患者的生存期和提高患者的生活质量。相比于传统的放、化疗技术,生物免疫治疗能够调动机体的免疫功能,在不伤害正常细胞的情况下,达到精准对抗肿瘤细胞的目的,毒副作用小,能有效地减轻患者的痛苦,延长生存期。

69. 肿瘤生物免疫治疗有什么特殊性? 生物免疫治疗的种类包括哪些?

(1) 与传统放、化疗相比,生物免疫治疗具有自身的特殊性,主要表现为:

1）运用细胞因子调动机体的免疫能力达到抗肿瘤的作用,基于细胞分子学及免疫学,生物治疗具有高度的选择性,临床需要进行个体化治疗。

2）生物免疫治疗不良反应较轻,对正常的细胞没有显著的影响和毒副作用,机体耐受性较好。

3）生物免疫治疗单独应用疗效明确,与放、化疗等同时应用可以增强治疗效果。

（2）生物免疫治疗种类繁多,从操作模式上来分,可以分为细胞治疗和非细胞治疗。目前临床上常用的生物治疗手段有:

1）单克隆抗体治疗。

2）肿瘤疫苗。

3）分子靶向治疗。

4）细胞免疫治疗。

5）细胞因子治疗。

6）基因治疗。

70. 单克隆抗体是什么? 临床使用单克隆抗体需要注意什么?

（1）单克隆抗体是一种肿瘤治疗的重要辅助手段,与传统化疗药物相比,毒副作用低、疗效好、具有高度靶向性。单克隆抗体是一种人造物质,通过杂交瘤细胞技术制备出来的一种高度均一的抗体,能够识别肿瘤细胞表面特定的目标,每种单克隆抗体特定识别一个靶向目标。单克隆抗体可以单一用药,也可以联合化疗药物,能够提高抗肿瘤效果,延长生存期。

单克隆抗体与抗癌药物结合起来,就成为威力强大的抗体“生物导弹”。把这种抗体“导弹”注射到患者的血液中,它就会发挥像导弹一样的作用,在患者体内追踪并附着于癌细胞上,然后与抗体结合的抗癌药物或毒素杀伤和破坏癌细胞,而且很少损伤正常组织细胞。这种抗体“导弹”具有高度选择性,对癌细胞命中率高,杀伤力强的优点,没有一般化学药物那样不分好坏细胞一概格杀勿论的缺点。

（2）相比于传统的化疗药物,单克隆抗体不良反应少,多数患者在初次使用12小时内容易发生发热、寒战、皮疹、胸闷等,待机体适应单克隆抗体后,后续再次使用时不良反应减少。主要预防措施:① 使用前应用抗过敏药物,如半小时口服吲哚美辛片,静脉使用地塞米松和盐酸异丙嗪等;② 使用过程中需进行心电、血压、氧饱和度监测;③ 初次使用应缓慢输注,无不良反应后根据医嘱要求调节输注的速度,例如,利妥昔单抗开始以 20～25 毫克/小时输注,最初 60 分钟过后,可每 30 分钟增加 50 毫克/小时,直至最大速度 400 毫克/小时;④ 如输注过程出现寒战或其他不适等症状,予抗过敏对症治疗会有所缓解;若出现强烈的寒战,暂停单克隆抗体输注,对症处理后症状缓解才可以继续使用;⑤ 不良反应通常是一过性的,通过预防措施是可以有效应对的;⑥ 保持情绪稳定,如有不适,及时告知医护人员处理。

71. 什么是肿瘤疫苗? 接种肿瘤疫苗需要注意什么?

(1) 肿瘤疫苗是肿瘤生物治疗的重要组成部分,利用肿瘤抗原,激发机体免疫应答反应,抑制肿瘤的发生、转移或复发,从而达到治疗肿瘤的目的。常用的肿瘤疫苗包括肿瘤细胞疫苗、树突状细胞疫苗、多肽疫苗等,大部分新抗原及相关疫苗还处在研究和临床前实验阶段,很多问题需要进一步地解决、优化和完善。目前肿瘤疫苗主要应用于肾癌、黑色素瘤、肝癌、卵巢癌等患者。

(2) 接种肿瘤疫苗时,最常见的是局部反应和疼痛反应,主要的注意事项包括:

1) 疫苗使用前需放置在 2～8 ℃的冰箱保存。

2) 注射之前需从冰箱取出室温放置 20 分钟,可有效减少注射时的疼痛反应。

3) 皮下注射角度以 15°～30°为宜。

4) 进针深度不宜过深,以免进入肌肉层。

5) 可在双侧上臂及大腿定位轮流进行皮下注射,同一注射部位不可重复注射。

6) 注射结束后用棉签按压直至不出血,勿揉搓、按摩穿刺点。

7) 保持穿刺点局部皮肤清洁、干净,24 小时内勿接触水,穿柔软棉质衣物。

8) 接种疫苗后大部分患者可出现局部硬结或红肿,一般不需要任何处理,1 周左右时间自行消退。

9) 若注射后出现过敏反应,可常规进行抗过敏处理。

10) 注射前,与患者沟通解释,消除不良情绪。

72. 什么是分子靶向治疗? 肿瘤患者常见的分子靶向药物有哪些?

(1) 分子靶向治疗是在细胞分子水平上,利用肿瘤细胞或组织所具有的特异性结构分子靶点,设计相应的治疗药物,药物与靶分子特异性结合,特异性杀伤肿瘤细胞的治疗。分子靶向治疗是采用"定点爆破"治疗的原理,如果把基因突变的肿瘤细胞认为是一把锁,分子靶向药物就是一把钥匙,只有锁和钥匙匹配后才能够进行"定点爆破"。分子靶向治疗以肿瘤细胞为靶点,避开正常细胞,因此能高效并选择特异性地杀伤肿瘤细胞,分清"敌我",减少正常组织损伤,因而毒性弱、疗效好。

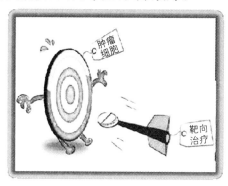

（2）随着人们对肿瘤的深入研究,目前已经研发了很多的靶向药物,相关的临床研究显示,靶向药物能提高肿瘤患者的治疗效果。目前批准上市的常见肿瘤治疗的分子靶向药物有:

1）肺癌:吉非替尼、厄洛替尼、奥希替尼、克唑替尼。

2）乳腺癌:拉帕替尼、依维莫司。

3）结直肠癌:瑞戈非尼。

4）白血病:伊马替尼、厄洛替尼、达沙替尼。

5）淋巴瘤/骨髓瘤:伊布替尼、硼替佐米、沙利度胺、来那度胺。

6）黑色素瘤:维罗非尼。

7）肾癌:索拉菲尼、舒尼替尼、阿昔替尼、依维莫司。

8）胃癌和胃肠道间质瘤:舒尼替尼、伊马替尼。

9）肝癌:索拉菲尼。

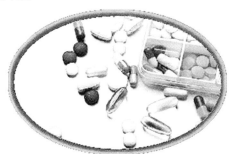

（3）靶向药物的问世，无疑为患者带来了更好的疗效，相比于传统的化疗副作用小，患者服药更加便捷。口服靶向药的时候，有很多需要注意的地方，若患者在家服用口服药，出现严重的不良反应时需及时到医院就诊。

73. 靶向药物服用期间，应尽量避免与哪些药物同服？

（1）多数靶向药物都是通过酶进行代谢的，主要的酶是CYP3A4，在服用过程中应避免与CYP3A4诱导剂或抑制剂联合使用。

（2）常用的CYP3A4抑制剂有：胺碘酮、西咪替丁、环丙沙星、克拉霉素、地那韦啶、维拉帕米、伏立康唑、地硫尔卓、红霉素等。

（3）CYP3A4诱导剂有：利福平、糖皮质激素、奥卡西平、卡马西平、巴比妥、苯妥英钠等。

（4）少数靶向药物（如阿法替尼）应避免与P-gp（P-糖蛋白）强抑制剂同时服用，如环孢素A、酮康唑、伊曲康唑、红霉素、奎尼丁、他克莫司等。

（5）若确实需要服用此类药物，则建议两种药物的服用时间间隔至少2小时。

74. 如果漏服用靶向药物，如何补救？

（1）如果出现漏服，不要过于担心，偶尔的一两次漏服对药效不会产生太大的影响。

（2）如果想起药漏服时，距离下次服药时间还有12小时或者更长时间的话，建议尽快补服一次；如果距下次服药时间不到12小时，建议不应再补服了，擅自增加药量不会增加药效，反而会增加药物不良反应的发生率。

75. 口服靶向药的时间有什么要求？靶向药物可以突然增量或减量吗？

靶向药物的服用剂量和次数都是经过多次临床试验才得出的，只有按时按量地服用药物才能达到稳定的血药浓度，取得最好的治疗效果。每次口服靶向药物必须固定时间，严格按照说明书的用量。每日一次的药物需在固定时间（比如早8点）服用，每日两次的药物需间隔12小时口服一次，每日三次的药物需间隔8小时口服一次。突然的增量或减量会导致血药浓度的波动，影响药物的治疗效果，还可能会导致耐药性的提早出现，有些会出现更严重的药物不良反应。

76. 口服靶向药物该什么时候吃？是在饭前吃还是在饭后吃？能不能嚼碎吃？

（1）口服靶向药物容易受到食物、胃酸等影响，正确的服药方式是确保药物疗效的关键。

1）空腹服药：一般是指饭前 1 小时和饭后 2 小时。

2）餐前服药：一般是指吃饭（或者水果、零食）前 30 分钟服药。餐前胃内有少量食物残留，有利于药物的吸收，一般对胃无刺激或刺激性小的药物或需要作用于胃部的药物都需要餐前服用。

3）餐时服药：药物与食物同服，目的是提高生物利用度，从而提高疗效。

4）餐后服药：吃饭后 30～60 分钟服药，减少药物对胃黏膜的刺激或药物需要缓慢均匀地到达肠道被吸收。

（2）大多数靶向药物均推荐整片用水吞服，不可咀嚼或压碎；对于吞咽困难者，可将片剂分散于水中服用。压碎或咀嚼服用可能会破坏靶向药物的内部结构，影响药物的疗效。

77. 口服靶向药物期间，饮食需要注意些什么？

（1）营养搭配合理，保证营养均衡，建议选择清淡易消化饮食，避免高脂肪饮食。

（2）少量多餐，注意补充优质蛋白质，如鸡蛋、瘦肉、鱼、虾和豆制品等。

（3）多喝水，促进人体的正常新陈代谢。

（4）多吃新鲜的水果、蔬菜，补充维生素，但避免食用西柚、石榴、杨桃。

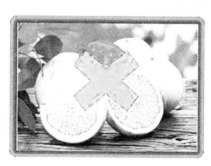

78. 家中存放靶向药物要注意什么？

大多数靶向药物为口服药物，有些药物有明确的存储要求，对温度、湿度,以及是否避光都有很明确的说明,一定要认真看好说明书。

（1）将药物存放于原来的瓶子内,绝对不可任意换瓶子。

（2）所有药瓶上的标签必须原封不动地保留。以防时间太长,导致忘记而错服。

（3）不可在黑暗中服药。容易倒错剂量,造成误服或漏服。

（4）家中有小孩的患者,一定要把所有靶向药物放在小孩拿不到的地方。

（5）若要丢弃过期或无用的药物,请把安全瓶盖关好,整瓶丢掉,或者归还给医疗机构回收药品的部门。

79. 生物免疫治疗常见的不良反应有哪些?

生物治疗与传统的化疗相比,副作用较少,但是在患者用药期间还是会出现不同程度的毒副反应。免疫治疗发生不良反应的主要原因是激活免疫系统后引起免疫系统对正常组织的识别和攻击。此类不良反应通常在治疗后数周或数月内出现,常受到影响的是皮肤、胃肠道、肺、肝和内分泌器官。

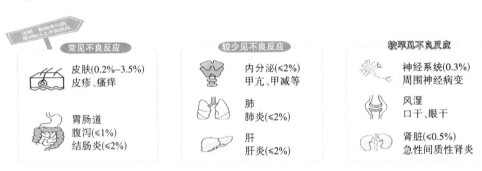

80. 生物免疫治疗发生输液反应的健康指导有哪些内容?

输液反应大多数出现在输注的过程中或输注后 2 小时内,输液反应可表现为轻度的皮肤瘙痒、荨麻疹、打喷嚏、血压偏低、喉咙发痒、胸闷、腹痛、腹泻、头晕、头痛等。健康指导:

（1）治疗前需告知医务人员用药史、过敏史。

（2）了解药物作用、注意事项、不良反应等。

（3）输注过程中发生不适反应及时告知医护人员。

（4）出院回家后,若发生严重不良反应需及时到医院就诊。

81. 生物免疫治疗后发生皮肤毒性不良反应如何居家护理?

常见的皮肤毒性不良反应有斑丘疹、瘙痒、水疱。较少见斑秃、口腔炎、皮肤干燥症等。也有银屑病加重及无皮肤疾病史患者发生银屑病样或苔藓样皮肤病的报道。居家护理指导：

（1）注意基础皮肤护理，避免刺激，注意防晒。

（2）穿棉质柔软的衣物，避免抓、挠。

（3）保持皮肤干净、整洁，避免用肥皂水清洗。

（4）对于轻微皮疹、瘙痒不适，可局部使用润肤剂和抗过敏药物（抗组胺药物、糖皮质激素）。

（5）皮肤毒性症状加重及时到医院就诊。

（6）中重度皮肤毒性反应一般发生在用药后3周左右，因此在用药后3～5周需密切观察，定期随访。

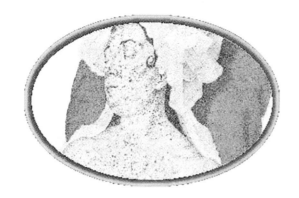

82. 生物免疫治疗后发生的胃肠道不良反应有哪些？发生腹泻的程度如何分级？如何处理？

胃肠道不良反应临床表现有：水样腹泻、痉挛、里急后重、腹痛、大便中带血和黏液、发热等，胃肠道反应发生的中位时间为用药后3个月。腹泻的程度分级如下：

（1）轻度：每天排便次数高于基础水平，但少于4次，没有腹痛、大便带血这些症状。处理措施：停药，给予洛哌丁胺/地芬诺酯/阿托品，给予水化补充电解质体液。

（2）中度：每天排便4～6次，伴有腹痛、大便带血、带黏液这些症状，不影响日常生活。处理措施：必须停药。

（3）重度：每天排便超过6次，伴剧烈腹痛、大便带血、带黏液这些症状，影响日常生活，伴有其他严重并发症（如缺血性肠病、穿孔、中毒性巨结肠）。处理措施：永久停药，住院进行支持治疗，静脉使用甲基泼尼松龙，如果2天内未缓解,则需要继续使用激素。

83. 生物免疫治疗后发生胃肠道反应如何居家护理?

(1) 饮食指导:以少渣、易消化食物为主,避免生冷、多纤维、味道浓烈的刺激性食物。急性腹泻应根据病情和医嘱,给予禁食、流食、半流食或软食。

(2) 做好肛周护理:排便频繁时,粪便的刺激可能导致肛周皮肤损伤,引起糜烂及感染。排便后应用温水清洗肛周,保持清洁干燥,涂抹无菌凡士林或抗生素软膏以保护肛周皮肤或促进损伤处愈合。

(3) 密切观察胃肠道反应变化,出现严重的胃肠道反应及时到医院就诊。

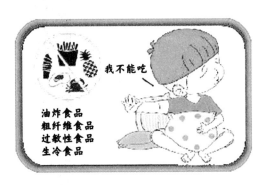

84. 生物免疫治疗后内分泌系统毒性如何居家护理?

内分泌系统的不良反应主要表现为:① 甲状腺功能亢进,如心悸、出汗、进食和排便增多等;② 甲状腺功能低下,如乏力、体重增加、脱发、畏寒、便秘等;③ 垂体炎、头痛、视觉障碍。单药相关内分泌毒性通常发生在首次用药后10～24周,联合用药平均发生在首次用药后12周左右。居家护理指导:

(1) 治疗后3个月内每个月内进行一次系统性激素水平检查。

(2) 若有畏寒、低体温的表现,需采取保暖措施,如加盖棉被、置热水袋等,但需同时防止烫伤。

(3) 若出现寒战、皮肤苍白、肢体冷等体温过低以及心律不齐、心动过缓等现象,应警惕黏液性水肿昏迷的发生。

(4) 若出现嗜睡等表现,或出现口唇发绀、呼吸深长、喉头水肿等症状,应及时到医院就诊处理。

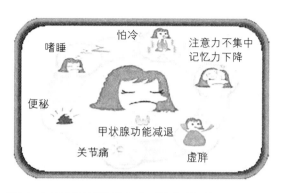

85. 生物免疫治疗后肝脏毒性如何居家护理?

肝脏的不良反应临床表现为:谷丙转氨酶或谷草转氨酶升高,发热、疲惫、食欲下降、皮肤和眼睛黄疸、尿液变黄等。肝脏相关不良反应最早出现在首次用药后 8~12 周。居家护理指导:

(1)饮食指导:高蛋白、低脂肪、富含维生素、适量糖类和热量饮食,禁烟酒,忌辛辣油腻食品。优质蛋白质占摄入蛋白质总量的 50%,主食占总热量的 65% 左右。

(2)如有发热、食欲减退、厌食、皮肤发黄、尿色加深等,应及时去医院就诊。

(3)定期检测肝功能。

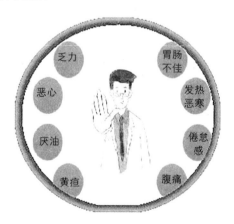

86. 生物免疫治疗后肺部毒性如何居家护理?

肺部不良反应主要表现为:气短或呼吸困难、干性咳嗽、发热、胸痛。免疫相关性肺炎发生中位时间为 2~3 个月,联合治疗患者发生时间更早。发生肺部不良反应及时到医院就诊。居家护理指导:

（1）呼吸功能锻炼。① 缩唇呼吸法：用鼻吸气，缩唇呼气，呼气时将口唇吹成口哨状，使气体缓慢呼出，吸气时间和呼气时间比为1∶2或1∶3。② 腹式呼吸法：吸气时，两手分别放于前胸部及上腹部，用鼻吸气时，膈肌最大限度下降，腹肌松弛，腹部手感向上抬起，胸部的手在原位不动，抑制胸廓运动；呼吸时，腹肌收缩，腹部感觉下降，帮助膈肌松弛，每次10～15分钟，每天两次。

（2）有效咳嗽、咳痰。取合适体位，如果体力允许，最好采取坐位、半坐位，以增大腹腔压力，减小胸部的压力，利于肺部的扩张，对于咳嗽比较有效。首先需要进行5～6次深而慢的呼吸，随之深吸一口气，屏气3～5秒，继而缩唇（撅嘴），缓慢地用嘴把气呼出，最后再深吸一口气，屏气3～5秒，身体前倾，进行短促有力的咳嗽。

（3）饮食指导。能进食者应给予高蛋白、高热量、营养丰富、易消化饮食，少食多餐。不能进食者给予鼻饲，保证足够的水分摄入，鼓励饮水2000～3000毫升/天，稀释痰液，利于痰液排出。

（4）如有气短或呼吸困难、干性咳嗽、发热、胸痛等，应及时去医院就诊。

（5）定期去医院进行胸部CT、血氧饱和度、血常规、肝功能、电解质检查等。

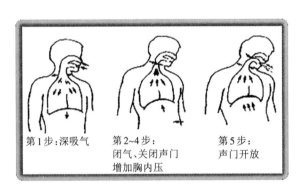

第1步：深吸气　　第2~4步：闭气、关闭声门增加胸内压　　第5步：声门开放

参 考 文 献

［1］　韩瑞,王冠英,张玉姣,等.贝伐珠单克隆抗体联合化疗用于Her2阴性乳腺癌患者新辅助治疗的meta分析［J］.浙江大学学报(医学版),2016,45(4):379-386.

［2］　刘玉珊,石思梅,孔秋焕,等.快速滴注利妥昔单抗治疗淋巴瘤患者202例的护理［J］.护理学报,2016,23(21):48-50.

〔3〕　罗荣城,韩焕兴.肿瘤生物治疗学[M].北京:人民卫生出版社,2015.

〔4〕　秦叔逵,郭军,李进,等.中国临床肿瘤学会(CSCO)免疫检查点抑制剂相关的毒理管理指南:2019 版[M].北京:人民卫生出版社,2019.

〔5〕　司春枫,鲁美钰,周玲,等.肿瘤疫苗免疫策略研究进展[J].现代肿瘤医学,2016, 24(15):2478-2482.

〔6〕　孙朝文,周崇民,张皓,等.晚期结肠癌患者生物治疗临床应用的研究进展[J].重庆医学,2017,46(8):1123-1125.

〔7〕　王艳,刘佳.晚期肿瘤患者异体肿瘤疫苗接种治疗的护理[J].护士进修杂志, 2012,27(9):819-820.

〔8〕　赵晨曦,胡卓伟,崔冰.单克隆抗体药物研究进展[J].药学学报,2017,52(6): 837-847.

〔9〕　张钰,杜鲁巴,孙浩然,等.肿瘤分子靶向治疗的研究进展[J].复旦学报(医学版),2016,43(1):115-121.

[10]　Tebbutt N,Pedersen M W,Johns T G. Targeting the ERBB family in cancer: Couples therapy[J]. Nat Rev Cancer,2013,13:663-673.

[11]　Wei Yuhan,Du Qi,Jiang Xiaoyue, et al. Efficacy and safety of combination immunotherapy for malignant solid tumors:a systematic review and meta-analysis [J]. Crit Rev Oncol Hematol,2019,138:178-189.

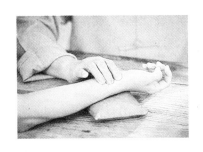

第五章
中 医 治 疗

87. 什么是中药熏洗？其在肿瘤疗护中有何作用？

中药熏洗（熏药法）是将药物煎汤，趁热在患处熏洗，通过热力作用，将药力直达病所，以达到疏通腠理、温经散寒、活血化瘀、祛风除湿、清热解毒等治疗疾病的目的。乳腺癌术后患者极易出现上肢淋巴、血液回流不畅的情况，导致上肢水肿。中药熏洗不仅可以借助热力促进血液运行，而且能达到活血化瘀、消肿止痛、疏通经脉等功效。除此之外，中药熏洗还具有操作简便、用具易取等优点。唐莉等（2016）选取 62 例乳腺癌手术后上肢水肿的患者，进行随机对照试验，实验组为中药熏洗组，以活血通络汤行中药熏洗并内服及配合功能锻炼，最后得出结论：中药熏洗能明显改善乳腺癌手术后患肢水肿的程度，值得临床推广应用。关俊慧（2018）自拟中药熏洗剂熏洗治疗放疗后上肢水肿（药物组成为：当归、赤芍、白芍、红花、牛膝、桑叶各 5克，地龙、葛根、苏木、甘草片各 10 克，生黄芪 30 克），可有效提高患者上肢功能和治疗效果。安红丽等（2016）也做了相关临床观察实验，发现中药熏洗联合推拿、按摩，治疗乳腺癌术后或放疗后上肢淋巴水肿，症状改善显著，可明显缓解上肢肿胀、疼痛、麻木、肩关节受限等症状。

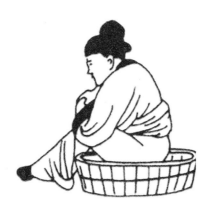

熏洗法

88. 什么是中药食疗？其在肿瘤患者进行放化疗中有何作用？

食疗是在中医基础理论的指导下，运用一些药食同源的食物，通过平时饮食的方式来调治疾病，调节身体机能，调整阴阳。唐代医家孙思邈的《千金要方·食治》就有记载，提出食物也能治病的观点。（原文是："安身之本，必资于食；救疾之速，必凭于药。不知食宜者，不足以存生也；不明药忌者，不能以除病也。斯之二事，有灵之所要也。若忽而不学，诚可悲夫。是故食能排邪而安脏腑，悦神爽志，以资血气。若能用食平疴，释情遣疾者，可谓良工。长年饵老之奇法，极养生之术也。夫为医者，当须先洞晓病源，知其所犯，以食治之，食疗不愈，然后命药。"）在化疗中通过中药食疗，不仅能改善患者的临床症状，同时也能缓解患者的经济情况，具有简便易行的优势。师艳芳等认为中医食疗对于化疗后引起的骨髓抑制有较好的防治作用，故运用五红汤和立可君、鲨肝醇对 36 例乳腺癌术后化疗患者进行治疗，取得了较为满意的疗效。

89. 什么是艾灸？其对于肿瘤疗护有何功效？

所谓艾灸疗法，是利用艾叶作原料，制成艾绒，在一定的穴位上，用各种不同的方法燃烧，直接或间接地施以适当温热刺激，可达到活血化瘀、调和气血、消肿散结、温经通络等作用，对相应穴位艾灸能增强机体抵抗力，调节脏腑功能，祛邪扶正。宋洪杰（2022）通过对放、化疗子宫颈癌患者进行艾灸，所选取穴位为神阙穴和足三里穴，神阙穴有回阳救逆的功效，针对此穴位进行艾灸可以有效调节微循环，刺激神经末梢兴奋性传导，进而调节机体免疫功能；艾灸足三里穴有健脾益气、舒经通络的功效。进一步证实穴位艾灸能有效提高放、化疗子宫颈癌患者的免疫功能,进而提升患者生存质量,且安全性好。

90. 中医能治疗肿瘤吗?

答案是肯定的,中医学是祖国传统医学,博大精深、积淀深厚,在治疗肿瘤方面有着坚实的理论基础和丰富的经验积累。中医可改善癌症患者不适症状,提高免疫功能,联合手术及放、化疗达到增加疗效、减轻副作用和不良反应的效果。实验研究表明,某些中药具有直接抑制或杀灭肿瘤细胞、抑制肿瘤繁殖增长,逆转耐药、改善免疫功能等作用。

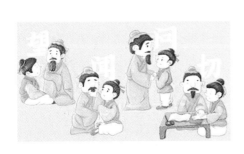
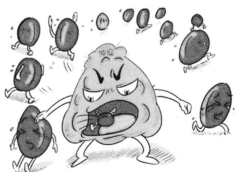

91. 中医是如何治疗肿瘤的?

中医在治疗肿瘤的过程中,始终权衡整体与局部的关系,中医所指的"正"是人体的正气,类似于西医所称的机体免疫力。中医将致病因素总称为"邪",相当于西医学中所指的病原、病因及不良环境因素等。在癌症发生发展的过程中,"正虚邪实"贯穿始终,因此中医治疗肿瘤,以扶正祛邪为治疗根本法则,在疾病发展的不同阶段,在不同的西医治疗阶段,治疗侧重不同,或以扶正为主,或以驱邪为主,但始终注意固护人体的正气,一般来讲术后侧重于补益气血。放、化疗期间以扶正为主,在辨证论治的基础上,尽可能地改善放、化疗引起的副作用。放、化疗结束后,中药则扶正祛邪兼顾,通过清热解毒、活血化瘀、祛痰散结等方法控制肿瘤的发展,预防复发、转移,康复期患者还可以配合滋补中药更好地促进身体康复,从而提高生活质量,延长生存期。

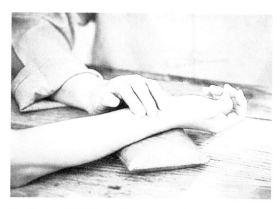

92. 得了肿瘤,什么时候看中医? 可以单纯用中医治疗肿瘤吗?

（1）中医治疗应贯穿于肿瘤治疗的全过程,患肿瘤后不仅应尽早进行西医治疗,也应当尽早看中医,中医不仅在治疗肿瘤的过程中起着重要作用,而且对于改善癌前病变也有着很好的效果,这对于肿瘤的预防是非常重要的。在肿瘤的围手术期,中医可以改善患者体质,有助于身体虚弱的患者术后体力恢复。在放、化疗阶段,中医可减轻化疗药物和放射线引起的不良反应,同时可以提高晚期恶性肿瘤患者的生活质量,延长晚期恶性肿瘤患者生存期,因此得了肿瘤应当尽早看中医。

（2）虽然中医是治疗肿瘤的重要手段之一,但是并不是所有患者都适合单纯进行中医治疗,对于大部分肿瘤患者来说,进行中西医综合治疗具有更好的临床疗效,对于一般状况较差或难以耐受西医治疗副作用,不能够进行综合治疗的患者,可以单纯进行中医药治疗,以达到改善生活质量和延长生存期的目的。

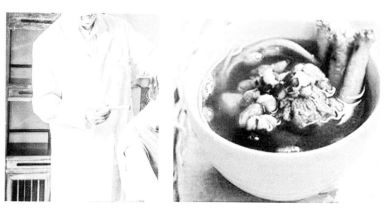

93. 化疗后疲乏无力,中医有什么好办法吗?

化疗后,患者可能会出现疲乏无力的症状,即便在休息之后也难以缓解。中医认为这是由于化疗药物在遏制肿瘤的同时,损及了人体的正气。此时应在医生的指导下服用具有益气补血、健脾和胃作用的汤药,可达到补益气血、改善乏力的效果。

94. 化疗后恶心、呕吐,中医有什么办法吗?

恶心、呕吐是化疗的常见不良反应。中医认为,化疗损伤脾胃会导致胃失和降,胃气上逆而出现恶心、呕吐。中医对改善消化系统症状有很好的效果,常在辨证论治的基础上应用具有健脾化湿、醒脾开胃、理气止呕一类的药物减轻化疗所致的恶心、呕吐、食欲不振、便秘或腹泻等症状,帮助患者顺利完成化疗,提高化疗期间的生存质量。此外,对内关、足三里、合谷等穴位进行按摩、针灸等方法,也可改善恶心、呕吐的不适症状。

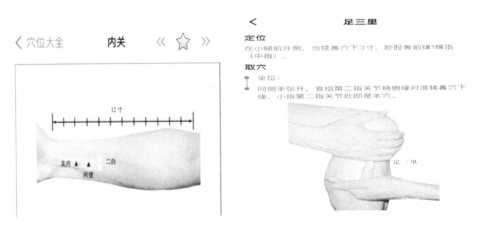

95. 化疗后腹泻,中医有什么好办法吗?

腹泻是化疗中常见的不良反应之一,防治腹泻的发生对保证化疗的顺利进行有重要意义。中医认为化疗药物容易损伤脾胃,导致脾胃运化失常而引起腹泻。出现腹泻后,应当避免食用纤维含量过多的食物以及油炸、油腻、辛辣的食品,一些中药对改善脾胃虚弱、运化失常引起的腹泻有很好的效果,如苡仁、茯苓、炒白术、党参、山药、白扁豆等方剂,以及一些中成药,如参茯苓白术散、附子理中丸等,可在医生指导下服用。

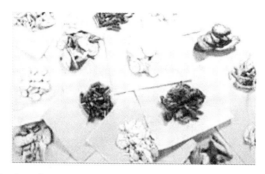

96. 化疗后便秘,中医有什么好办法吗?

便秘是指大便秘结不通,排便间隔时间延长或虽有便意但排便困难。化疗后患者往往存在不同程度的便秘,中医认为便秘的形成主要在于大肠传导失常,肿瘤患者化疗后多脾胃虚弱、气阴不足、气虚则推动无力,以致大肠传导失司,阴虚又使肠道失却濡润,因而出现便秘。将生白术、枳实、火麻仁、肉苁蓉等中药在医生指导下共同服用,可达到健脾益气、润肠通便的效果。

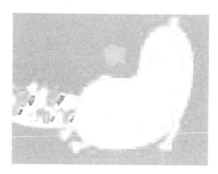

97. 癌性腹水,中医有办法吗?

癌性腹水是恶性肿瘤晚期常见的并发症之一。癌性腹水患者常伴有腹胀、腹痛、恶心、食欲下降、呕吐及疲乏等症状。腹水的治疗手段主要包括利尿、腹腔置管引流、腹腔内化疗、静脉分流术等。中医常采用中药外敷、中药腹腔灌注、艾灸等进行辅助治疗。中药外敷法可使药物经皮肤进入体内,起到抗病祛邪的作用,在快速发挥药效的同时避免了药物对胃肠道、肝脏等的损害,缓解了患者的痛苦。腹腔灌注时采用向腹腔内灌注中药,可减轻不良反应,提高疗效。艾灸可通过温热刺激起到疏通经络、行气活血、扶正祛邪等疗效。部分学者采用黄芪、附子、川椒目、牵牛子、阿胶、冰片等制成药膏,和生姜片及艾绒一同敷于神阙穴艾灸,能明显改善腹水、腹胀及下肢肿胀等症状。艾灸时需防止烫伤,局部热度应以患者能忍受为度,患者须在医护人员的指导下谨慎使用。中医药治疗腹水的方案已被广泛应用于临床,其中,中药外敷在临床中应用较普遍。

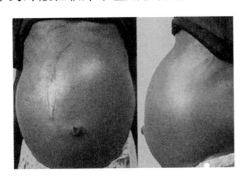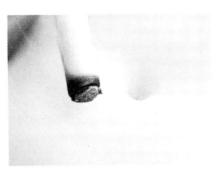

98. 化疗后口腔溃疡,中医有办法吗?

口腔溃疡又称"口疮",是发生在口腔黏膜上的浅表性溃疡,很多肿瘤患者长期受到口腔溃疡的困扰,有的甚至常年不愈,给患者的生活质量造成极大的影响。对于口腔溃疡,许多患者都认为是"上火",喝凉茶、吃消炎药,结果口腔溃疡不但没有愈合,反而愈加严重,这是为什么呢? 原来从中医的角度来说,有一部分口腔溃疡固然是胃火旺盛导致的,即俗称的"上火",但现代社会的生活习惯和饮食结构决定了绝大多数肿瘤患者的口腔溃疡是由于久病体虚或放、化疗后耗伤人体精液,导致虚火上升,病程迁延难以愈合。在这种情况下,一味应用清热解毒的中药、喝凉茶、吃消炎药只会适得其反,越清火越上火,因此口腔溃疡也要辨证论治,分清虚实,用药方能奏效。例如阴虚火旺者,当以益气养阴为主,辅以解毒清热之法,可在医生的指导下选用麦冬、天冬、天花粉、柴胡、丹皮、金银藤等具有养阴清热之效的中药。

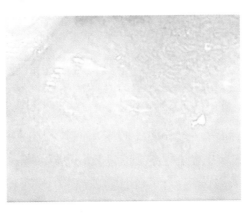

99. 癌性疼痛,中医有办法吗?

癌性疼痛是肿瘤患者常见症状之一,多由肿块迅速增大、包膜撑胀牵拉或肿瘤的物理性压迫及癌细胞浸润破坏组织或神经等引起,造成晚期癌症患者的痛苦。中医认为癌性疼痛多为气滞血瘀、痰浊阻滞所致。治疗多以扶正祛邪、活血化瘀、化痰通络为主,除了辨证使用汤药治疗,还可在医生的指导下选用一些具有化痰通络、消淤散结的中药研末外敷或制成的膏剂局部使用,可达到较好的止痛效果。

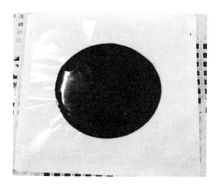

100. 中药熏洗法对癌痛的治疗有作用吗?

中药熏洗疗法是以药物加水煮沸,先熏后洗,以达到活血化瘀、通络止痛等作用。在口服奥施康定基础上加用中药熏洗与单纯口服奥施康定进行疗效比较,发现前者疼痛评分明显下降,不良反应发生率较小,生活质量明显改善。

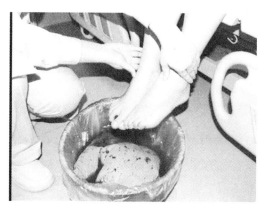

101. 中医护理干预在恶性肿瘤失眠者中如何实施?

(1)常规护理干预:保证良好的病室环境,夜间保持安静;开展健康宣教,让患者详细了解疾病相关知识和治疗效果,能够改善患者不良情绪;指导患者养成良好的睡眠习惯,白天减少睡眠时间,进行适量运动,尽量少饮用影响睡眠的茶或者咖啡,睡前可以温水泡脚,饮用温热牛奶。

（2）中医护理干预：

1）通过舌诊、脉象对患者进行分型,判断为肝郁化火型,要尽量清淡饮食,避免使用燥热、刺激食物,多食用新鲜蔬果,保持病室安静;判断为痰热内忧型,休息时需要保持舒适体位,同时避免进食辛辣和油腻的食物,入睡前可在医护人员指导下开展放松训练;判断为阴虚火旺型,可以多食用红糖、银耳及莲子肉,每日进行穴位按摩,主要按摩部位为天庭和内关;判断为心脾两虚型,需要家属多开导患者,使其保持积极情绪,可用龙眼、红枣和莲子泡水饮用,尽量清淡饮食,可以坚持按摩涌泉穴;判断为心胆气虚型,尽量避免患者受惊,保持环境安全、安静,可以用酸枣仁泡水饮,多使用具有安神效用的食物,实现安神益气效果。

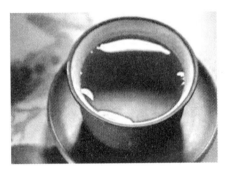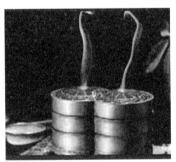

2）中药足浴：将药物（酸枣仁、百合花、甘草、首乌藤）研磨并过滤后利用开水冲泡,温度适宜时进行足浴,利用药汁的热力和药力,可起到安神、保持血气和血脉通畅作用,调节激情失衡,保持稳定的心绪,对于改善脏腑过激诱发的失眠具有良好效果。

3）重视开展情志护理：失眠多属心理问题,护理中需要根据患者的心理状态,给予有效的疏导和宽慰,能够尽量改善患者消极情绪,能够讲述治疗成功案例,提升患者治疗积极性,保持积极和乐观的态度,有助于提升患者依从性,有效改善不良心理,从而改善失眠问题。

102. 中医护理干预如何缓解癌症患者负性情绪？

（1）中医五行音乐疗法是以心理治疗理论为基础,运用音乐特有的生理、心理效应而达到消除心理障碍、增进身心健康的干预方法,五音包括宫

（脾）、商（肺）、角（肝）、徵（心）、羽（肾）共五种不同的音阶，《黄帝内经》中指出，五音应以五脏为核心，五音通过影响情志而作用于五脏，从而改善健康，因此五音疗法有解郁、疏肝、悦心、调神等多种功效。目前多数研究已证实中医五行音乐疗法用于化疗患者，可有效减轻癌因性疲乏、心理负性情绪，提高心理韧性和生活质量，减少化疗相关不良反应，值得在临床推广实践。

（2）中医情志护理是指运用中医整体观念和辨证施护理论，对患者进行个体化的情志护理。引导式教育是指通过引导者的引导、引发、教育，采用综合康复手段，调动患者各方面的潜力，以娱乐性和节律性意向激发其兴趣和主动参与意识。耿立轩等（2015）研究者通过四诊了解患者的情志心理，根据患者的具体病情进行个体化的情志护理。

（3）采取穴位按摩和足部熏洗方法进行中医安神护理。可选取合谷、太冲、印堂、太阳等穴位进行按摩，2～3次/天，3～5分钟/次，选择合谷和太冲

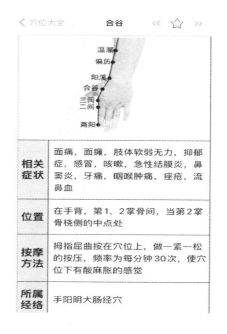

相关症状	面痛，面瘫，肢体软弱无力，抑郁症，感冒，咳嗽，急性结膜炎，鼻窦炎，牙痛，咽喉肿痛，痤疮，流鼻血
位置	在手背，第1、2掌骨间，当第2掌骨桡侧的中点处
按摩方法	拇指屈曲按在穴位上，做一紧一松的按压，频率为每分钟30次，使穴位下有酸麻胀的感觉
所属经络	手阳明大肠经穴

二穴进行按摩，一阳一阴，理阴阳之失调，具有消除焦虑、治疗失眠的效果，而按摩印堂穴、太阳穴同样具有定志安神、醒脑通窍、调神定惊的效果；采用以酸枣仁、远志、熟地、红花等组成的安神熏洗方进行足部熏洗，以"搓、熏、洗、按"四步法流程进行熏洗，每晚1次，40～50分钟/次，足部的四步熏洗法在传统的"先熏后洗"的基础上加入"搓"与"按"，通过机械作用和温热使熏洗方中药物迅速进入血液中，随血流运往全身，具有促进气血运行、调理脉络的作用，可以达到安神补脑的效果。

103. 中医如何干预急性下肢深静脉血栓形成？

（1）消栓通脉散中药封包。消栓通脉散以冰硝散（芒硝、冰片）为基础，在冰硝散基础上辨证施护，加入大黄、红花、海桐皮等中药粉碎后按一定比例混匀，装入固定尺寸并缝有条格的布袋内，均匀平摊，然后将其外敷并裹住患肢，外用一次性中单固定包扎，维持4～6小时，待表层包布浸湿后视为

药效得以充分发挥,可将药袋取下,将袋内药物倒出,并清洗晾干包布,以备下次使用,每封包2次后需更换袋内药物,此疗法每日一次,14天为一个疗程。

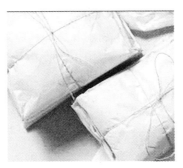

(2) 体位护理。急性期DVT(deep venous thrombosis,下肢深静脉血栓)患者需要绝对卧床休息,抬高患肢15°~30°,高出心脏水平,以促进下肢静脉回流,注意观察患肢肤温肤色的变化。合理的体位利于血液回流减轻肿胀,但肢体缺血严重的患者或者动脉硬化的患者下肢抬高应在15°,过高会造成肢体缺血加重,建议结合患者下肢彩超和ABI(ankle brachial index,踝肱指数,是指踝动脉收缩压和肱动脉收缩压的比值)检查来选择合适的抬高高度,禁止按摩患肢肿胀部位,防止血栓脱落;中药封包治疗时需取平卧位。

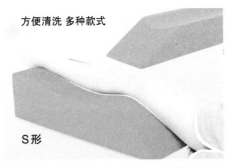

方便清洗 多种款式

S形

(3) 情志护理。急性下肢深静脉血栓急性期需绝对卧床休息,且病程较长,患者应做好长期卧床准备,保持心情舒畅,避免焦躁情绪和不良情绪刺激。改变生活习惯,指导患者床上进行日常的生活。向患者加强宣教,讲解与此疾病相关的科普知识,正确认识疾病,学会自我心理调适。也可鼓励其参加一些社交活动,如参加病友会,学习和分享就医体验,医护人员也可以讲解治疗成功病例,使其树立战胜疾病信心,早日回归社会。

(4) 药膳指导。日常饮食应为低热量、低胆固醇、低脂、低糖、高纤维饮食,宜食甘温,忌食生冷、寒凉、厚腻食物。根据症状选择合适的药膳治疗,如山楂黄精粥：山楂 15 克,黄精 15 克,粳米 100 克。山楂、黄精煎取浓汁后去渣,入粳米煮粥,粥成时入少许白砂糖调味即可食用,达到健脾祛瘀、降血脂作用。昆布海藻汤：昆布、海藻各 30 克,黄豆 150 克加水煮汤。待豆熟时调味即可食用,达到消痰利水、健脾宽中的作用。双耳汤：木耳 20 克,银耳 20 克,粳米 50 克。木耳、银耳洗净,切小片,置锅中,加清水 1000 毫升,加粳米武火煮开5分钟,改文火 30 分钟,凉后食用,达到润肺生津、滋阴补肾之功效。

104. 癌症晚期中医有办法吗?

对于已失去手术或放、化疗治疗机会,或者不能耐受手术及放、化疗治疗的副作用的癌症晚期患者,此时除了考虑采用姑息性手术及姑息性放、化疗等疗法,还可采用中医治疗,通过辨证用药内服、外用、针灸、泡浴等传统方法,可以改善患者临床症状,减轻痛苦,提高生活质量,延长患者的带瘤生存时间。

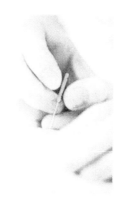

105. 肿瘤患者怎样与中医科医生交流?

中医药治疗恶性肿瘤以人为本,以辨证论治为基础,因此患者在与医生交流的过程中,全面准确地描述症状是至关重要的,对病情的描述既不要夸大,也不要掩饰。初次就诊,应带全病历、检查资料,如实告诉医生患者的病史,简要说明整治过程,详细阐述目前的症状及不适,如饮食、睡眠、疼痛、大小便和出汗情况以及是否存在咳嗽、咳痰、手足麻木、恶心、呕吐等;复诊的过程中,主要阐述前一个阶段治疗后的症状变化,提供复查资料等。就诊前不要化妆,不要进食颜色较重的食物,以免舌苔染色、面色不真实等因素影响辨证。

106. 如何正确煎煮中药?

(1)煎药器具:首选砂锅,其次为搪瓷器皿和不锈钢锅。目前医院多数采用自动煎中药机,可以自动控制煎药温度和时间,既方便又卫生。

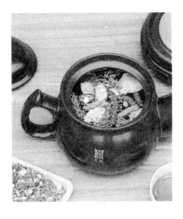

(2)煎煮方法:在煎煮前应将药物加冷水浸泡适当时间,煎煮水量的控制是将药物置入煎锅内,加水超过药物表面3～5厘米为宜,第二次煎煮超过药渣1～2厘米即可。

火候控制:通常沸前用大火,煮沸后改用小火,保持微沸状态,煎煮时间按药效分:解表药头煎10～15分钟,二煎10分钟;滋补药头煎30～40分钟,二煎25～30分钟;一般性质的药头煎20～25分钟,二煎15～20分钟,煎煮次数一般为2～3次。

107. 耳穴贴压有何依据? 操作有哪些注意事项?

(1)《黄帝内经》曰:耳者宗脉之所聚也。耳部穴位是人体经络走行的一部分,是宗脉之气血所聚之所,可运行人体气血,通过耳穴压豆可促进人体气血运行,调动人体正气,以达到防治疾病的目的。此外,中医学认为,耳部穴位对应人体脏腑,某些疾病可在耳部找到压痛点,刺激这些穴位亦会起到治疗目的。吕晓铠等(2021)通过临床观察发现:耳穴贴压、耳穴贴压联合情志疗法及黛力新均能改善乳腺癌术后抑郁,耳穴贴压联合情志疗法疗效最优。

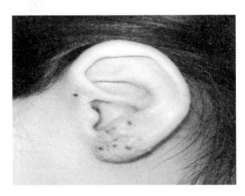

(2)注意事项:

1)贴压耳穴应注意防水,以免脱落。

2）夏天易出汗,贴压耳穴不宜过多,时间不宜过长,以防胶布潮湿或皮肤感染。

3）对于胶布过敏患者,可改用黏合纸代之。

4）耳郭皮肤有炎症或冻伤者不宜使用。

5）对于过度饥饿、疲劳、精神高度紧张、年老体弱、孕妇,按压宜轻;对于急性疼痛性病症,宜重手法强刺激;习惯性流产者慎用。

108. 如何用耳穴治疗与肿瘤相关的症状?

耳穴是人体的内脏器官、四肢躯干的反应点,在这些反应点上进行刺激,可以治疗相关部位的病症。起到止吐通便并调整中枢神经系统痛阈,达到镇静、止痉、止痛的效果。

取相应耳穴给予穴位贴压,具体如下:

（1）止呕、止吐、止痛取穴:胃、肝、脾、贲门、交感、神门、皮质下。

（2）预防便秘取穴:直肠、大肠、腹、三焦、便秘点。

（3）同时选癌症所侵犯的主要脏器相应穴位,如肝癌取肝穴,肺癌取肺穴等配合。75%酒精消毒耳郭,小块胶布将王不留行籽紧贴于穴位上。嘱患者每日于早、中、晚按压3次,每次2~3分钟,按压力度以穴位局部有酸胀感为宜。

▌参考文献▐

［1］ 安红丽,陈红根,陈华.中药熏洗联合推拿按摩治疗乳腺癌术后或放疗后上肢淋巴水肿35例临床观察[J].江苏中医药,2016,48(12):59-60,62.

［2］ 崔雅婷.中医护理操作技术在内科的适用性筛选[D].北京:北京中医药大学,2011.

［3］ 耿立轩,王健,王秀云.中医情志护理联合引导式教育锻炼在肺癌术后患者中的应用效果[J].中华现代护理杂志,2015,21(33):4029-4032.

［4］ 关俊慧.中药熏洗治疗乳腺癌放疗后上肢水肿的临床观察[J].中国民间疗法,2018,26(11):33-34.

［5］ 韩琳,李丽,侯月丽,等.中医护理技术在肿瘤患者居家应用的适用性调查[J].Chinese General Practice Nursing,2019,17(28). doi:10.12104/j.issn.1674-4748.2019.28.033.

［6］ 贾金平,万冬贵.乳腺癌患者睡眠质量调查分析[J].中国医药科学,2015,5(6):

129-131，149.

[7] 金淑,梁波,金凤.耳穴压豆联合综合调护改善恶性肿瘤失眠患者效果观察[J].新中医,2015,47(12)：244-245.

[8] 陆凤琴,宋为霞.耳穴埋籽加放松疗法在肿瘤失眠患者中的应用[J].中外医疗,2015,33(26)：62-63.

[9] 刘丽坤,李宜放,王晞星.肺癌的病机及治法探讨[J].中国中医基础医学杂志,2004,1(5)：75-79.

[10] 刘威,沈红梅.恶性肿瘤与睡眠障碍关系的研究进展[J].内科急危重症杂志,2017,23(1)：61-64.

[11] 林洪生.恶性肿瘤中医诊疗指南[M].北京:人民卫生出版社,2014.

[12] 卢盛贞,罗佩蓉,涂长英,等."随证采集"促进中医护理技术临床应用的效果观察[J].护理研究,2016,30(1A)：88-90.

[13] 岑春华.耳穴埋籽加中药熏洗对晚期肿瘤患者睡眠障碍的临床分析[J].世界最新医学信息文摘,2017,17(18)：111.

[14] 区俊文,王小璞,张欣婷,等.癌痛膏穴位贴敷联合全身红外线热疗对癌性疼痛的效果[J].广东医学,2017,38(11)：1761-1763.

[15] 宋洪杰.八珍汤加减联合穴位艾灸对放化疗子宫颈癌患者免疫水平及生存质量的影响研究[J].中国医学创新,2022,19(21)：82-86.

[16] 宋亚平,何芳芳,安雪梅.耳穴压豆治疗肿瘤患者化疗期间失眠症的效果评价[J].中国中医药现代远程教育,2014,12(2)：47-48.

[17] 尚子妹,吴静,李楠楠,等.癌症患者伴发腹水的中西医治疗现状及护理进展[J].中华现代护理杂志,2017,23(19)：2562-2567.

[18] 沈勤.影响中医护理技术临床应用与发展的因素及对策[J].中华护理杂志,2010,45(3)：265-267.

[19] 施翠芬,王轶华.中医护理技术难度分级及准入管理[J].护理学报,2013,20(19)：3033.

[20] 师艳芳,张化娟,韩春荣.五红汤防治乳腺癌化疗性骨髓抑制的食疗护理观察与展望[J].中国民间疗法,2012,3：22-26.

[21] 唐莉.中药熏洗坐浴改善肛肠科常规术后疼痛水肿的疗效观察[J].临床医药文献电子杂志,2016,3(19)：3798-3799.

[22] 闫利.中医五音疗法在肿瘤内科化疗患者中的应用[J].中华现代护理杂志,2021,27(4)：494-498.

[23] 叶文娟,黄灵巧,郑兰飞,等.中医穴位按摩对乳腺癌术后睡眠质量及肩关节功能的影响[J].新中医,2020,52(6).

［24］ 张梅,刘珍珍,杨佳敏,等.艾灸的研究进展[J].中医药学报,2015,43(1):73-77.

［25］ 张晓琴,王晓庆,储建华.耳穴贴压缓解化疗致恶心、呕吐的文献分析[J].护理研究,2015,29(11A):4153-4154.

［26］ 张延君.艾灸的应用研究[J].中国中医药现代远程教育,2015,13(19):89-90.

［27］ 张霆.肺癌晚期病机演变规律探讨[J].吉林中医药,2007,27(3):1-2.

［28］ 周佳.穴位按摩护理技术在中医外科和中医骨伤科的适用性筛选[D].北京:北京中医药大学,2012.

［29］ 周丽群,凌云巧,陈莉莉,等.辨证施护全程管理对肺癌患者干预研究[J].辽宁中医药大学学报,2017,19(4):197-199.

［30］ 祝亚男,俞国红,杨方英,等.中医护理技术对减少乳腺癌患者术后并发症的效果研究[J].中华护理杂志,2017,52(3):289-292.

［31］ 郑冬燕,于莹,王丽芹,等.护理干预减轻妇科恶性肿瘤化疗患者恶心、呕吐的效果[J].解放军护理杂志,2006,23(8):14-16.

［32］ Wang M L, Liu J E, Su Y L, et al. Experiences and insomniaassociated factors in Chinese breast cancer survivors: a qualitative study[J]. J Clin Nurs, 2016, 25 (13-14): 1923-1930.

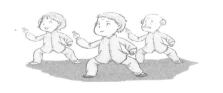

第六章
静 脉 管 路

109. 常用的血管通路装置有哪些?

目前临床常用的输液工具有头皮钢针、外周静脉留置针、中等长度导管(MC,简称中线导管)、中心静脉导管(CVC)、经外周置入的中心静脉导管(PICC)及输液港(PORT)。

110. 如何合理选择输液工具?

静脉输液治疗应评估患者的年龄、病情、过敏史、静脉治疗方案、药物性质等因素,选择合适的输注途径和静脉治疗工具。

(1) 预期治疗时间小于 4 天,综合考虑药物的性质、输注时间、输注方法等因素,进行外周血管可耐受的治疗时,可以选择外周静脉留置针。

(2) 预计治疗时间 5～14 天,输注非腐蚀性药物治疗的患者可以选择置入中线导管(MC)。

(3) 预计治疗时间大于 15 天,且输注的药物刺激性较大,或者有腐蚀性,建议置入中心血管通路装置,如 PICC、CVC 或者 PORT。

111. 留置针穿刺后应注意什么?

(1) 留置针穿刺部位避免浸水,敷贴松动、卷边或潮湿应及时告知护士给予更换。

(2) 局部如果出现红、肿、热、痛或管道堵塞、滑脱等情况,及时与护士联系。

（3）留置针所在肢体不宜提重物或用力活动，不宜长时间下垂。

（4）尽量不在置有留置针的一侧肢体测量血压。

112. 中线导管能输注腐蚀性药物吗?

中线导管是经外周静脉置入的中等长度导管（长度为 20～30 厘米）或者迷你中线导管（长度为 8～10 厘米），导管尖端位于腋静脉胸段或锁骨下静脉。它适用于预计治疗时间 1～4 周的患者，持续输注等渗或接近等渗的药物，间歇性或短期输注高渗透压腐蚀性药物等（因存在未被检测的外渗风险，需谨慎）。输注腐蚀性药物的患者，建议使用中心静脉导管。

113. 为什么建议化疗患者选择中心静脉置管?

治疗前，医护人员会进行宣教并征求患者的意愿，要求行中心静脉置管，以保障化疗的顺利进行，防止药物外渗等事件发生。主要原因如下：

（1）大多数化疗药物都会对静脉有较强的腐蚀性和刺激性，让患者感到局部疼痛不适，甚至发生严重的静脉炎；如果化疗药不慎经静脉渗出到周围组织，不仅会疼痛，还会出现组织坏死、功能障碍等严重后果。

（2）对于刺激性小的化疗药，偶尔通过浅静脉注射一次可能不会发生静脉炎外渗等，但化疗患者住院周期长，一般需 6～8 个疗程化疗，或者有的疾病需要根据病情间歇性治疗，长此以往，静脉血管会损伤严重，出现静脉闭塞、血栓等，导致不能及时完成各项治疗、采血，增加痛苦。

（3）中心静脉管腔大，血流快，置管后可以有效避免上述情况发生，同时顺利完成化疗，也可以进行其他补液、营养、抗生素治疗等，保护血管、减少反复穿刺的痛苦。

114. 何时需要置入 PICC 导管?

当需要长期静脉注射药物或需要完成 2 个以上治疗疗程时，需要输注刺激性大的药物（如化疗药物等）或高渗性溶液时，或者乳腺术后只能经一侧肢体输液或外周静脉穿刺困难时，总之 5 天以上的静脉治疗即可考虑使用 PICC 导管。

115. PICC 置管术后如何进行功能锻炼?

PICC 置管后，建议尽早进行功能锻炼，预防导管相关性血栓等并发症。具体方案如下：

（1）手指关节活动：置管侧手指（五指）关节做缓慢的伸直拉伸，保持 2

秒,再放松屈曲2秒。

(2) 手部力量练习:置管侧手臂伸展与躯干成30°～60°保持不动,缓慢握拳,力度逐渐增加,直至握紧拳头,保持2秒,再次放松拳头,保持2秒,促使手臂血液回流。

(3) 腕关节屈伸:置管侧腕部关节缓慢进行最大张力的掌屈与背屈伸指运动,使腕部关节达到最大限度的伸展与屈曲,两个动作各保持2秒。

(4) 肘关节屈伸:置管侧肘部关节进行缓慢伸直运动,保证上臂与躯干呈30°～60°,前臂与上臂在一条直线上,保持2秒,再做前臂缓慢屈曲运动,前臂与上臂呈150°～180°,保持2秒。

(5) 肩关节活动:双侧肩关节做上下耸肩,肩部关节前后移动,伸展双侧手臂抬于胸前,做拍手与分离运动,手臂与躯干呈90°,两个动作各2秒。

以上每个动作可交替重复,15次为1组,运动时间约1分钟,完成以上5步为一个周期,用时5分钟,每次练习2个周期。

116. 带PICC回家,日常生活有哪些注意事项?

(1) 置入PICC后不影响正常活动,可以做一般家务,如:煮饭、洗碗、扫地等。

(2) 手臂可以做一般运动,如:弯曲、伸展等。注意带管的手不能提重物(一般不超过5千克),不用这一侧手臂做引体向上、托举哑铃等持重锻炼。

(3) 睡觉时注意不要压迫穿刺的血管,脱衣时注意不要将导管勾出或拔出;穿衣时先穿患侧,再穿健侧;脱衣时先脱健侧,再脱患侧;肘部关节避免剧烈运动。

(4) 可以适当进行穿刺侧手臂活动,如握拳活动及上下活动手臂等,增加血液循环,预防并发症发生。

(5) 可以淋浴,但需要用保鲜膜在置管部位缠绕2～3周作为"临时袖套",分别确保穿刺点和导管接头距离"袖套"边缘3～5厘米,两端用胶带固定,并在淋浴时举起置管侧手臂。

(6) 严禁在置管手臂进行血压测量。

(7) 除了紫色导管(Power PICC),其他PICC导管均不可用于CT或核磁共振(MRI)检查时推注造影剂。在进行增强造影前,务必与专业人士进行确认,并严格遵循产品说明书的操作流程。

117. PICC 置管后患者应该观察什么?

(1) 局部观察:① 穿刺点及周围有无发红;② 穿刺点及周围有无瘙痒;③ 穿刺点周围皮肤有无肿胀;④ 穿刺点周围有无疼痛;⑤ 穿刺点有无出血;⑥ 穿刺点有无分泌物;⑦ 穿刺侧手臂,或肩部,或颈部,或锁骨下区域有无疼痛。

(2) 导管观察:① 导管体外的长度是否有变化;② 导管有无脱出;③ 导管有无进入体内;④ 外露导管是否打折;⑤ 外露导管是否破损。

(3) 导管接头观察:① 导管接头是否松动;② 导管接头是否破损;③ 导管接头内是否有血液或异物。

(4) 敷料观察:① 贴膜有无破损;② 贴膜有无潮湿;③ 贴膜有无松动;④ 贴膜有无卷边。

118. PICC 导管出现哪些情况应及时去医院处理?

(1) 穿刺点渗血、渗液且按压无效。

(2) 穿刺点周围皮肤红肿、有压痛、有分泌物。

(3) 导管回血。

(4) 体温高于 38 ℃。

(5) 接头脱落、松脱。

(6) 导管破损、断裂。

(7) 感觉气短或胸痛。

(8) 敷贴松脱。

(9) 导管体内部分滑出体外。

(10) 置管侧手臂麻木,手臂或胳膊、颈部肿胀,臂围大于 2 厘米。

当怀疑有任何问题时,尽快联系医生或护士。

119. 患者在家发现 PICC 导管断裂或破损怎么办?

PICC 导管发生断裂或破损的表现是漏液,这时应立即将外露导管弯折并用胶带固定到手臂上;如果所剩导管长度不够弯折,可适当将导管从穿刺点部位小心地拔出 3～5 厘米,随后弯折,并用胶带固定到手臂上。之后立即寻求医生或护士的帮助,导管可能需要修复或更换。

120. 患者如果对碘伏或胶带过敏该怎么办?

可以使用其他不过敏的溶液和胶带。可以使用酒精或洗必泰清洁,也可以使用其他低过敏性的药物胶带固定。患者应该意识到穿刺部位周围的皮肤问题非常重要，因为如果有皮肤刺激，会增加感染的危险。

121. 儿童携带 PICC 导管时有什么特殊说明？

（1）需要限制一些活动，尤其是刚刚完成 PICC 置管后。建议进行一些安静的活动，而非完全限制活动。

（2）儿童可穿着贴身类型的衣物覆盖手臂，以防止因好奇而玩弄导管。须定时查看衣物下的导管。

（3）如果儿童由没有经过导管护理培训的人员看护，应再检查一下应急措施。还应确认紧急情况下所需的信息和电话是否已提供至该看护者。

注意：对于活动量比较大的儿童患者，携带 PICC 时宜增加冲管频率。具体事项医生或护士会交代患儿家长，家长也可主动咨询医护人员。

122. 输液港是什么？输液港有哪些优点？

（1）植入式静脉输液港技术，又称 PORT 植入术，简称输液港（PORT），是一种可植入皮下、长期留置在体内的静脉输液装置，主要由供穿刺的注射座和静脉导管系统组成。整个系统完全埋入皮下，是可以长期向静脉、动脉、腹腔或脊柱输注药物的通路系统，可以发挥类似港口的作用，所以称输液港。

（2）输液港优点如下：

1）方便患者。港座埋置于皮下，不易被别人发现，输液间歇期不影响日常生活，可正常洗澡和游泳。

2）感染风险低。因其操作简单，且为皮下埋置式，维护全程无菌，从而降低了感染的风险。

3）维护简单。治疗间歇期 4 周维护一次即可，减少患者往返医院次数及节省支出。

4）使用期限长。一般根据厂家说明，放置时间可达 5～10 年，甚至 10 年以上，具体与输液导管的老化速度和患者个体体质有关。

5）保护静脉。减少反复穿刺血管的次数，保护了血管，同时将各种药物直接输送到中心静脉，防止刺激性药物对外周静脉的损伤，从而减少或避免血管因穿刺而硬化、坏死等。

123. 可以从 PICC 导管或者输液港里面抽血吗？

原则上不建议从 PICC 导管或者输液港内抽血，因为从 PICC 或者输液港内抽血,会增加堵管概率、影响抽血结果等。尽量从外周重新穿刺抽血,当无外周静脉血管可用于穿刺采血,或者为了诊断与导管相关性血流感染时,可以从中心静脉导管采血,但在采血之前和之后需彻底冲洗血管通路装置的管腔。

124. 静脉导管常见并发症有哪些?

静脉导管常见并发症有静脉炎、渗出/外渗、导管堵塞、导管相关性静脉血栓、导管相关性血流感染、中心静脉管路异位/移位、医用黏胶相关性皮肤损伤。

125. 如何预防静脉炎?

当患者穿刺部位及留置导管沿静脉走向出现疼痛/触痛、发红、发热、肿胀、硬结、脓性渗液或者可触及条索状静脉,应考虑静脉炎,鼓励患者或照护人报告血管穿刺部位疼痛或不适感,以便及时发现并处理。根据静脉炎的风险因素可分为以下三种情况进行积极预防。

(1)化学性静脉炎:对易引起化学性静脉炎输注药物,建议综合考虑输液时长和预期的治疗持续时间,选择中心血管通路装置;置管之前消毒液充分待干。

(2)机械性静脉炎:在满足治疗需要的前提下,选用最小规格的导管;使用固定装置固定导管或使用夹板限制关节活动,以减少导管在穿刺部位的移动;选择聚氨酯材质的导管,利于进针时与血管平行;避免在弯曲部位置入导管,例如肘窝区域。

(3)细菌性静脉炎:在导管置入、给药/输液过程中严格遵守无菌原则;按照医护人员指导,有静脉导管时严禁泡浴等,预防感染。

126. 发生静脉炎怎么办?

静脉炎可能是由于血管太细、输注药物刺激性太大、穿刺次数太多等因素导致的。出现静脉发红或者肿胀疼痛等症状时,应立即汇报护士,外周短导管应立即拔除,中心静脉导管根据实际情况予以相应的处理或拔除导管。一般出现静脉炎可以用以下方法处理:

(1)应予抬高患肢,必要时遵医嘱止痛以减轻与静脉炎相关不适。

(2)局部可以用硫酸镁湿敷,每日 2 次,外涂喜疗妥软膏。

(3)可以用水胶体敷料覆盖红肿区域,待自然脱落或 2~3 天更换。

（4）土豆贴敷法：将土豆削成薄片，贴于静脉炎处，每日可多次更换（以土豆片自行脱落为更换指征）。

（5）用如意金黄散与蜂蜜/茶叶水/醋等调成糊状，涂于患处，每日2次，每次30分钟左右。

如果患者后续仍需输液时间较长或者间断需要化疗等，可以选择留置时间长的PICC或者输液港等中心静脉输液工具。

127. PICC置管回家后可以去哪里维护？

一般正规医院都可以换药。可以关注微信小程序"PICC维护记"，里面有一个"PICC维护网点查询"，点开后输入所在地区，里面会有所在地区可以换药的医院的名称、地址、电话以及维护时间，选择最方便的医院就近去换药就可以。

128. 静脉输液过程中应注意什么？

（1）输液过程中，患者不能自行调节输液滴速。

（2）患者在输液过程中如果出现心慌、憋气、寒战、高热、针眼处肿胀疼痛、皮肤过敏等问题，需立即呼叫护士。

（3）患者在输液时活动肢体、改变卧位、排便时幅度不可太大，避免针头滑出血管，引起药物外渗或者渗出。

（4）避免输液侧肢体受压，避免输液管道扭曲、牵拉、受压等。

129. 静脉输液时输注的液体较凉，可以加热吗？

输入寒冷的液体可能会导致血管痉挛、肢体发凉、麻木胀痛、静脉炎等不良反应。加热的静脉液体可能会提高患者舒适度。但不是所有的液体都能加热，因此患者在输液时如果觉得液体过凉，可以汇报医护人员，由医护人员根据患者所输注药物性质、临床状况和治疗医嘱等，使用专用加温器妥善加热，不可自行使用热水袋等加热工具。

▌参 考 文 献▐

[1] 胡明明,沈小芳,顾平,等. 外周静脉中等长度导管的临床应用研究现状[J]. 护理研究,2015(31):3845-3848.

[2] 靳英辉,赵晨,甘惠,等.化疗性静脉炎护理干预效果的网状Meta分析[J].护理学杂志,2016,31(4):85-90.

[3] 林珊,王萌,张国莉.上肢运动方案在肿瘤患者PICC置管护理中的应用[J].护理

学杂志,2020,35(15):43-45,79.

[4] 孙红,王蕾,聂圣肖.中国静脉治疗的现状与发展[J].中华现代护理杂志,2019,25(29):3710-3713.

[5] 孙红.静脉导管常见并发症临床护理实践指南[J].中华现代护理杂志,2022,28(18):2381-2395.

[6] 吴玉芬,陈利芬,等.静脉输液并发症预防及处理指引[M].北京:人民卫生出版社,2016:149-150.

[7] 徐曼,陈小芬,张玉娟,等.胶体敷料代替薄膜敷贴固定静脉留置针对输注脂肪乳发生静脉炎的疗效观察[J].中国急救复苏与灾害医学杂志,2022,17(12):1642-1644.

[8] 中华护理学会静脉治疗护理专业委员会.输液治疗实践标准[J].输液护理杂志.2016,39(1):86.

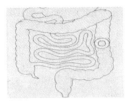

第七章
伤口造口护理

130. 什么是造口? 正常造口是什么样的?

"造口"(stoma)一词最早来源于希腊文,原意为"出口"。当今造口的定义为:由于消化系统疾病或泌尿系统疾病,人为地将肠管或输尿管一端拉出体表,并在腹壁形成一个开口,以达到排出大便或小便的目的。造口主要可分为肠造口和泌尿造口两类。

(1) 肠造口根据其存在特点及解剖结构不同,又可分为以下几类:

1) 按照解剖部位分类:可分为回肠造口、结肠造口。

2) 按照存在时间分类:可分为临时性造口、永久性造口。

3) 按照造口的方式分类:可分为端式造口和袢式造口。

① 回肠造口:常见于溃疡性结肠炎、克罗恩病、家族性结肠息肉病患者中,可分为回肠单腔造口和回肠双腔造口。

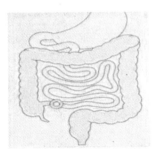

回肠造口

② 结肠造口:根据存在的时间长短可分为临时性造口和永久性造口。其中,永久性结肠造口临床常称为人工肛门,患者将终生使用此类造口用于大便排出(如直肠癌患者行乙状结肠造口)。暂时性造口主要用途为预防性粪便转流性造口,待转流功能结束后,可行造口回纳术恢复肠道连续性(如左半结肠、直肠发生外伤、穿孔等病变时行横结肠造口)。

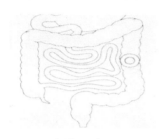 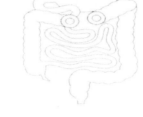 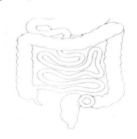

降结肠造口　　　　双腔横结肠造口　　　　乙状结肠造口

(2)泌尿造口:指泌尿系统某一器官发生严重不可复性病变,不能用尿路成形的方法恢复从尿道排尿,将尿路直接或间接开口于腹壁,取新的途径将尿液排出体外,称为泌尿造口。常见的泌尿造口可分为回肠膀胱造口和输尿管皮肤造口。

(3)由于造口没有神经末梢,它不会有疼痛或其他感觉,如果损伤不易察觉。造口没有括约肌,排泄不受控制,便液直接接触皮肤,易引起皮肤炎症。尤其回肠造口便液富含消化酶,对皮肤的侵蚀性会更强。周围良好的皮肤状态,对于造口护理非常重要,所以必须加以保护,否则影响生活质量。

(4)正常造口的形状可以是圆形、椭圆形或不规则形等形状。造口正常的颜色是粉红色、淡红色或牛肉红色,表面呈现光滑湿润状。造口的高度可能与皮肤平齐,也有可能是突出皮肤,一般理想造口突出皮肤的高度是1～2.5厘米。在术后初期,造口会有肿胀,6～8周逐渐恢复。在此期间,需要不断测量造口大小,以确保造口袋能符合造口大小。

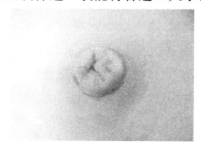

正常造口形态

131. 造口术后常见的并发症有哪些?

造口患者术后在手术、患者自身或者护理等因素影响下,可出现相关并发症。总体可分为造口并发症和造口周围皮肤并发症两大类。

(1) 常见的造口并发症有:

1) 造口水肿:表现为造口黏膜肿胀、发亮、造口黏膜上皱褶部分或完全消失。一般造口术后早期可见造口水肿,为造口黏膜术后正常的生理变化,水肿可于术后6~8周消退。而血液、淋巴液回流受阻,低蛋白血症亦可导致造口水肿发生。

2) 造口出血:造口黏膜或肠腔内流出血性液体。常见原因有手术、创伤、门脉高压、疾病、药物等。

3) 造口缺血坏死:术后早期最严重的并发症,多由手术原因引起(如缝合过紧、肠管系膜张力过大、血管损伤等)患者造口可呈现出黏膜色泽发暗,颜色呈现紫色、黑色,甚至出现坏死组织。

4) 造口皮肤黏膜分离:主要表现为造口边缘与周围皮肤分离,是造口早期常见的并发症之一。产生的原因主要有造口缺血坏死、造口周围脓肿、造口缝线脱落过早等。

5) 造口狭窄:表现为造口开口明显缩小,造口周径不大于患者小指前端。常见原因有手术因素(如皮肤层开口过小)、造口周围创面疤痕形成、造口黏膜过度肿胀受压等。

6) 造口回缩:表现为造口肠管被拉回腹腔。产生的原因主要为患者体重的急剧增加、造口缺血坏死、皮肤黏膜分离、袢式造口支架管拔除过早等。

7) 造口脱垂:表现为肠袢由造口内向外翻出,长度可达几厘米至20厘米以上不等。产生的原因主要有手术原因(如腹壁肌开口过大)、患者腹壁薄弱、患者腹压增高等。

8) 肉芽肿:表现为造口与周围皮肤之间出现外观呈菜花样或息肉样的肉芽状组织。多为缝线刺激或者底盘刺激引起。

(2) 常见的造口周围皮肤并发症有:

1) 刺激性皮炎:多由排泄物刺激周围皮肤产生,临床表现为与排泄物接触的皮肤区域出现形状不规则红斑或破损,患者常伴有烧灼感、疼痛感。

2) 过敏性皮炎:主要原因为造口周围皮肤接触过敏原产生超敏反应进而导致皮肤炎症,其特点为与过敏原接触的皮肤出现形状规则的红斑或皮损,患者常伴有瘙痒感。常见的过敏原有造口底盘、造口袋、造口附件产品等。

3) 尿酸盐结晶:为泌尿造口特有并发症,表现为造口及周围皮肤上黏附白色粉末状结晶。多由饮食偏碱性、饮水量不足引起。

4) 造口旁疝:轻者可表现为仅在造口周边有轻微的膨出,重者表现为造口周边腹壁膨出明显,尤其是在站立位或腹压增加时,患者常伴有腹痛及腹部牵拉感。任何令腹压增加的因素均可导致造口旁疝的发生。

132. 造口护理用品有哪些?

(1) 造口护理用品有许多种类,各自有其不同的特点。为了能在日常生活中应付自如,必须根据造口、皮肤的状态和生活习惯及经济能力等选择最适合自己的造口护理用品。造口护理用品可分为造口产品(包括造口底盘及造口袋)和造口附件产品(包括造口粉、皮肤保护膜、防漏贴环/防漏膏、腰带等)两类。

(2) 造口产品:按照产品特性可分为一件式造口袋和两件式造口袋。

1) 一件式肠造口袋:其具有底盘轻薄、柔软舒适、清理方便、使用方便简单等特点。适用于手指灵活性差的患者,或根据生活方式和患者喜好选择。

2) 一件式尿路造口袋:其具有柔软舒适、保护皮肤、一体式排放阀操作方便等特点,部分厂家生产的尿路造口袋具有抗返流装置,防止尿液逆流,从而降低泌尿系感染率。

3) 两件式造口袋:分为两件式肠造口袋和两件式尿路造口袋。由造口底盘和造口袋两部分组成。操作时粘贴底盘后扣上袋子。常见的两件式造口底盘分为两件式平面底盘(适用于大部分造口)、两件式微凸底盘(适合于平齐造口)、两件式凸面底盘(适用于凹陷造口)。

(3) 常见造口附件产品:

1) 造口护肤粉:其作用为保护皮肤,吸收排泄物,保持造口干爽。有助于形成皮肤屏障,预防和护理造口周围皮肤,缓解造口周围皮肤发红、瘙痒或轻微破溃。使用时先清洗造口周围皮肤并晾干,均匀喷洒护肤粉至皮肤上,保持1分钟左右并将多余的粉去除。

2) 皮肤保护膜:作用为保护皮肤,减少皮肤在受到由黏合、摩擦带来的损伤;保护皮肤免受大小便浸渍或伤口渗出液浸渍带来的损伤。使用时先清洗造口周围皮肤并晾干,均匀喷洒或涂抹皮肤保护膜至皮肤上,数秒钟后,保护剂会自然形成一层保护膜。

3)防漏贴环/防漏膏:作用为填平凹陷或皮肤皱褶,保持造口周围皮肤平整,预防渗漏。使用时将防漏膏直接挤压在造口周围用湿棉签根据需求抹平,或将防漏贴环拉扯相应大小直接粘贴在造口周边。

4)腰带:配合两件式造口袋使用,加固防止底盘脱落,可根据自身腰围自由调节,满足不同体型人群需求。

133. 如何更换造口袋?

(1)用物准备:塑料袋,毛巾或纸巾,温水,造口测量尺,弯剪,笔,造口袋,根据个人情况备护肤粉、皮肤保护膜、防漏膏和造口腰带用品等。

(2)操作过程:

1)撕除旧造口袋。一手轻轻地按压皮肤,一手拿住造口袋由上往下轻轻地撕除造口袋。

2)观察粘贴情况,检查造口底盘有无渗漏。更换下来的造口袋黏胶折叠好放入垃圾袋中,用软卫生纸吸拭造口及周围皮肤(勿用力擦拭),拿镊子用湿润的棉球清洗造口及周围皮肤。

3)检查造口黏膜及周围皮肤情况(若有皮炎可使用造口护肤粉及皮肤保护膜)。

4)用测量尺测量造口大小,修剪底盘(开口比造口大1～2毫米),用手摩擦剪裁边缘使之光滑,防止粗糙划伤。

5)检查造口黏膜及周围皮肤情况(如有皮炎可使用造口护肤粉及皮肤保护膜)。

6)待患者皮肤干爽后,嘱患者鼓起肚子,粘贴造口底盘,从下至上(皮肤有凹陷可使用防漏膏)。

7)用手轻轻捂住造口底盘,加固底盘,延长其使用寿命,一般捂10～15分钟就可以了。

(3)注意事项:

1)造口袋的更换应遵循 ARC 的原则:

A——佩戴:正确的产品佩戴将确保造口底盘紧密地粘贴在造口周围,保护皮肤,防止排泄物渗漏到皮肤上而引起皮肤浸渍。

R——移除:正确的移除技巧将确保移除造口产品时不损伤皮肤,保护造口周围皮肤。

C——检查:检查底盘黏胶及黏胶覆盖下的皮肤,如果需要可以使用镜子查看。底盘黏胶被腐蚀,造口周围皮肤上有排泄物或皮肤浸渍,提示我们改变更换的频率。

2)特殊造口的更换:对于泌尿造口更换应选择合适的时机,以减轻不断流出的小便对更换时带来的困扰(最好在晨起未进食、未进水之前进行更换),开始操作时可两人协同进行操作,更换造口袋时可用棉球对造口进行临时封堵,粘贴底盘时,一人粘贴造口底盘,一人移除棉球。

134. 造口出血时应该怎么办?

(1)造口出血是指造口黏膜或肠腔内流出血性液体。造口出血常见的原因有手术、创伤、门脉高压、疾病、药物等。造口出血不仅会让患者产生焦虑紧张情绪,而且严重的造口出血还会危及患者的生命,因此在日常护理中应注重对造口出血的预防及处理。

(2)造口出血的预防:在造口清洗过程中动作轻柔,避免使用质地粗糙的用品进行造口的清洁与擦拭。指导患者在进行适量活动前做好造口的保护工作,避免过度活动或活动不当引起的造口出血。裁剪造口底盘时应大小适宜,一般裁剪孔径应比造口大 1~2 毫米,以此避免造口底盘摩擦导致造口出血。

(3)造口出血的处理:造口更换过程中若因为操作不当引起出血时,可使用柔软纸巾或者棉球稍微加压即可起到止血作用。当上述方法效果欠佳时,可在出血处稍微喷洒少许造口粉或使用藻酸盐敷料再进行按压。若出血较多且较频繁,可用 1‰肾上腺素浸湿的纱布压迫止血,或者用云南白药粉进行外敷。对于反复出现的出血,应及时探究原因并进行对症处理。

135. 造口出现水肿时应该怎么办?

(1)一般造口术后早期可见造口水肿,为造口黏膜术后正常的生理变化,水肿可于术后 6~8 周消退,一般不会给患者带来损伤。而血液、淋巴液回流受阻,低蛋白血症亦可导致造口水肿发生。

(2)轻度水肿:大部分患者术后早期均会出现轻度水肿,一般不需要特殊处理,但需要密切关注水肿的转归情况。

(3)重度水肿:

1)湿敷:选取 3％的浓氯化钠溶液或者 50％的硫酸镁进行湿敷,每次湿敷 20 分钟左右,每日 2 次(此时可选取两件式造口袋)。

2)去除诱因:对于低蛋白血症引起的造口水肿,应纠正患者低蛋白症状,改善患者的营养水平。

3)其他注意事项:对于重度水肿时应注意造口袋的裁剪方式,造口底盘裁剪大小比常规稍大,并选取直径较大的造口底盘,同时注意观察造口水肿的消退情况。

136. 造口周围皮肤发生粪水性皮炎应该如何处理?

正常情况下,造口周围的皮肤应该是完整的,其颜色与周围皮肤无明显区别。如果造口周围皮肤出现潮红、红疹或破损等情况,那么应及时对症处理。这主要是由于造口底盘粘贴不良引起的渗漏,或者由造口底盘裁剪大小不当引起。

(1)具体处理措施:

1)当皮肤仅出现红斑时,需在造口周边皮肤上喷洒少许造口粉,之后喷洒无酒精成分的皮肤保护膜,并缩短更换造口袋的间隔时间。

2)当造口周围皮肤部分皮层缺损并伴少量渗液时,可在造口周边皮肤上喷洒少许造口粉,之后喷洒无酒精成分的皮肤保护膜,待干后,再重复上述步骤 2～3 次,同时缩短更换造口袋的间隔时间。

(2)注意事项:在处理粪水性皮炎时,应注意分析渗漏原因,并及时对存在的问题进行解决。如当存在造口凹陷时,应选择使用凸面底盘及腰带。当渗液量较大时可酌情使用超薄型水胶体敷料(可根据实际情况决定是否需要进一步选择藻酸盐敷料的使用)后外层再粘贴造口底盘或一件式造口袋。同时避免造口底盘裁剪过大,造口底盘裁剪的形状应与造口的形状一致,而裁剪的大小应比造口大 1～2 毫米。

137. 如何预防造口狭窄的发生?

造口狭窄表现为造口开口明显缩小,造口周径小于或等于患者小指前端,可发生在手术后数周到数年。主要是腹壁造口过小或者术后疤痕组织收缩所致。造口狭窄预防重于治疗。预防方法应从术后 1～2 周开始,指导患者和家属定期用手指进行造口扩张。指导方法如下:遵守循序渐进原则,戴手套后,由小指涂抹液体石蜡油,轻轻插入肠造口,禁止旋转暴力插入,每次持续 15～20 分钟,扩张频率为每 1～2 天扩张一次,扩张数周后,当小指可以很容易插入造口时,改变插入手指为食指或中指。采用该方法持续扩张造口 3～6 月,避免造口狭窄现象的发生。

138. 如何预防造口旁疝的发生?

(1)造口旁疝是指由各种原因引起的肠管经肠造口侧方脱出。造口旁疝的发生不仅会影响造口袋的正常粘贴,使患者造口局部感到不适,严重时可能会导致患者出现肠梗阻、肠穿孔的严重并发症。造口旁疝的预防大于治疗,如何预防造口旁疝的发生,是临床医务工作者关注的重点。

(2)造口旁疝的诱因:

多种危险因素可导致造口旁疝的发生。其中,任何可导致腹压增加的因素均可引起造口旁疝的发生。临床常见诱因有以下几种:

1)疾病因素:患者患有长期致使腹压增加的疾病,如慢性咳嗽、长期便秘等。

2)患者因素:患者腹壁肌肉薄弱,如老年患者、营养不良等。

3)其他因素:如造口未定位在腹直肌上、造口位于伤口上面等。

(3)造口旁疝的处理:

1)对于早期或者症状较轻、平卧时造口旁疝能够回纳的造口旁疝,患者可选择造口弹力腹带进行保守治疗。造口弹力腹带在使用过程中应注意以下几点:① 腹带的松紧以不影响患者呼吸为宜;② 在患者进食时和进食后1 小时内可适当放松腹带;③ 使用时为保证患者造口旁疝充分回纳,应在患者下床活动前使用腹带。

2)对于症状较重的造口旁疝患者,应指导患者转诊至医生处,评估是否需要手术治疗。

139. 如何预防造口回缩? 造口出现回缩时应如何处理?

(1)造口回缩表现为造口肠管被拉回腹腔,常发生在肠造口术后的早期和晚期。主要原因有造口缺血坏死或皮肤黏膜分离;肠系膜游离过短或筋膜层缝合张力过高;袢式造口支撑架拔除过早;患者术后体重增加等。造口回缩若处理不当可引起造口相关并发症(如刺激性皮炎等)。

(2)造口回缩的预防:

1)对于存在支撑架的袢式造口,应注意评估支撑架拔除的时机,常规支撑架留置时长为 7～10 天,当造口吻合口欠佳,患者存在腹胀状况时,应适当推迟支撑架拔除时间。

2)避免术后造口缺血现象的发生。术后引起造口缺血原因有术后造口受压、术后肠道梗阻等。故术后应避免一切造口受压因素,观察造口排便、排气情况,同时密切关注造口的颜色,一旦发生色泽改变应及时进行干预处理。

3) 指导患者合理饮食和锻炼,避免体重过度增加出现肥胖,指导患者适度活动及体育锻炼。

(3) 造口回缩的处理:

1) 造口用品的选择:当出现造口回缩时可采用凸面底盘加腰带固定,使造口基部膨出,并在凹陷处涂抹防漏膏或防漏贴环。但对于一些特殊患者,如肝硬化、腹腔积液患者不宜采取凸面底盘,应采用平面底盘处理。

2) 减轻体重:通过适宜的活动、体育锻炼及饮食调整等方式减轻体重。

140. 肠造口患者饮食会有哪些困扰? 应该如何避免?

(1) 饮食是困扰肠造口患者较为常见的问题,但多数情况下肠造口患者不必因造口存在而忌口,饮食对于肠造口患者的影响主要集中在容易产气、产生异味、不当饮食易导致便秘及腹胀。只要日常生活中稍加注意即可避免上述现象发生。

(2) 饮食导致产气过多对肠造口患者造成困扰的避免方法:吃饭时宜减慢进食速度,避免说话及狼吞虎咽。同时避免或减少摄入产气较多的食物和饮品,比如洋葱、豆类、萝卜、碳酸饮料等。对于特殊患者(不再产生乳糖分解酶的患者)日常生活中应该避免或减少乳糖产品的摄入。如果在日常生活中出现气体存在肠内难以排出,那么应该通过促进肠道蠕动的方法,如腹部按摩,以加速气体排出。

(3) 饮食导致异味对肠造口患者造成困扰的避免方法:

1) 饮食上避免食用易产生粪便异味的食物,如大蒜、香辛类的调味品等。

2) 使用含有过滤器的造口用品,持续除臭并排出气体。

3) 摄入一些减轻粪便臭味的食物,如西芹、番茄汁、酸奶等。

4) 可以使用香精类产品,如薰衣草精油,减少气味困扰问题,提高结肠造口患者的生活质量。

(4) 饮食导致腹泻对肠造口患者造成困扰的避免方法:

1) 避免食入易引起腹泻的食物,如生冷的水果和蔬菜、酒类、辛辣食物等。

2）应饮入足够的水分，防止脱水现象的发生。

3）应咨询医生服用相关止泻药物。

（5）饮食导致便秘对肠造口患者造成困扰的避免方法：

1）应多进食高纤维食物，如水果、蔬菜、谷类食品等。

2）多饮水，每天饮入 2000～3000 毫升的水。

3）在医生指导下，合理使用大便缓泻剂或软化剂。

141. 造口患者康复期的护理要点有哪些？

（1）衣着：

以柔软、舒适为原则，不需要做特别的改变，但应避免穿紧身衣裤，以免压迫摩擦造口，影响血液循环。如果裤带压迫到造口，建议穿宽松的背带裤。

（2）饮食指导：

1）多样化，均衡饮食，不忌口。

2）少量多餐，进食时视身体情况反应而定，不忌口，均衡饮食，多食水果、新鲜蔬菜及酸奶，保持大便通畅。避免进食太快而吞入空气，合上口咀嚼食物，避免一边进食一边说话，避免一次进食太多食物，定时进食，多饮水。

3）腹泻时避免果汁、绿豆以及富含粗纤维的水果，可选用香蕉、苹果酱、花生酱、米饭、煮沸过的牛奶，有助硬化粪便。

4）便秘可能由于食物水分含量太少、错误的灌肠方法、精神紧张或有既往便秘史。可以进食流质食物，尤其是果汁。

5）臭味和胀气：进食时放松心情，细嚼慢咽，减少容易产生异味或产气的食物。例如：蛋、鱼、乳酪类、豆类、洋葱、芦蒿、甘蓝菜、萝卜等。

（3）洗澡：

洗澡时可以带或不带造口袋。当肠造口患者排泄物不成形时，宜佩戴造口袋进行沐浴。沐浴时应避免花洒喷头对着造口直冲。正常暴露在空气和水中都不会伤害造口。水不会流入造口，用清水洗造口周围皮肤即可。如果带着造口袋洗澡，那么在进行沐浴前最好排空造口袋，并在沐浴结束后建议根据实际情况更换新的造口袋。也可佩戴造口专用浴罩洗澡。

（4）运动和工作：

1）运动：平时可以参加一些体育锻炼，如太极拳等，但需要避免剧烈的运动以及有身体接触的体育项目,如跆拳道等活动。

2)工作:身体恢复好了,就和正常人是一样的,正常工作是完全没有问题的。建议在日常生活中一定要养成良好的生活习惯,平时要多喝水。另外,要避免干重体力活,以免形成造口旁疝或造口脱垂等。同时需常备湿巾和造口袋,当造口发生渗漏时,可以及时进行清理和更换。

(5)社交、旅行:

鼓励造口患者外出活动或旅行,但是在出行前要将造口用品准备充足。造口患者在旅行时应该遵循路程选择上由近到远、由易到难的原则。旅行时应准备充足的造口袋及附件产品。为防止旅行过程中发生意外情况,应知道旅行地点造口门诊的位置及开放时间,并做好应急预案。当肠造口患者搭乘飞机时宜使用开口袋或配有碳片过滤的用品,防止飞机上由于气压的变化,导致胃肠气体增多。鼓励造口患者参与各种社交活动,加强康复期造口患者的健康教育,鼓励造口患者参加造口联谊会并参与有组织的各种集体活动,改善造口患者的生活质量。

(6)性生活:

指导造口患者在身体康复的状况下可以恢复性生活,但在性生活前双方除了要做好心理准备外,造口患者还要做好检查工作,确保造口袋贴稳妥、不渗漏,或使用迷你型造口袋。

(7)特殊造口的注意事项:

1)回肠造口:多增加水分的摄入,每天宜摄入 8~12 杯水,大约2500毫升。

2)泌尿造口:多喝水、果汁,同时吃新鲜水果和蔬菜,以摄取维生素。一些食物可能影响尿液的颜色和气味,应注意观察。如果存在肾功能问题,应当注意蛋白质和盐分的摄入。肾功能正常时,泌尿造口患者术后应多饮水,每天应该保证尿量在 2000~3000 毫升。泌尿造口袋的选择应该选择抗反流造口袋。更换泌尿造口时,应尽量在早上或上午,更换前 1~2 小时不饮水或少饮水。同时加强锻炼,增加自身免疫力,预防泌尿系统感染。

回肠造口和泌尿造口排泄量较大,底盘如有渗漏应及时更换,当造口袋内达到1/3~1/2 体积时,应及时排空袋子。

142. 常见的伤口有哪些类型?

(1)按照被细菌污染的程度,伤口可分为清洁伤口、污染伤口及感染伤口。

1）清洁伤口。指未受到细菌污染,伤口愈合可达到一期愈合的伤口。

2）污染伤口。指被细菌或者异物污染而未发生感染的伤口,若处理及时、得当亦可达到一期愈合。

3）感染伤口。包括继发性感染的手术切口、损伤后时间较长由于污染物或细菌长期污染并已发生感染的伤口。此类伤口需要及时干预,如清除坏死组织,控制感染等,伤口愈合一般为二期愈合。

（2）按照颜色不同,伤口可分为红色伤口、黄色伤口、黑色伤口及混合伤口。

1）红色伤口。一般处于创面愈合过程中的炎性期、增生期或成熟期。

2）黄色伤口。一般为感染伤口或伤口坏死组织覆盖所致。

3）黑色伤口。一般为坏死组织或者黑痂覆盖。

临床过程中用该类方法描述伤口时一般用百分比表示,如伤口为 75％红色伤口,25％黄色伤口等。

143. 伤口换药有哪些注意事项?

（1）伤口换药对伤口愈合起到至关重要的作用。伤口的换药不仅要考虑到患者伤口的种类、伤口实际情况等,还要对患者的全身情况及经济能力进行多方面的评估。

（2）换药过程中需要关注的注意事项有以下几种:

1）伤口评估:评估是伤口处理的第一步,主要评估伤口的大小(包括伤口长、宽、深、潜行等)、渗液量、伤口床、伤口边缘情况等。

2）伤口床(即创面)的准备:可按照伤口处理的 TIME 原则进行伤口床的处理。其中,① T 指去除坏死组织。可选取机械性清创、自溶性清创或者二者结合的方式进行坏死组织的清除。② I 指控制炎症和感染。可选取新型伤口抗感染敷料,如银离子敷料,控制伤口的感染症状。③ M 指维持创面湿性平衡。根据伤口的渗液情况合理选择伤口敷料,以保证创面适当的湿性环境。④ E 指促进创面边缘上皮化。当伤口愈合达到创面粉色期时,应注意保护创面,促进创面边缘上皮化的形成,例如可以用凡士林油纱覆盖创面等。

3）换药时间:伤口换药的时间主要和伤口渗液量有关。理想状态下的伤口应保持在一个相对平衡的湿性环境,即每次换药揭除敷料第一时间伤口创缘皮肤无浸渍,内层敷料与伤口无粘连。临床工作过程中可根据伤口的实际情况及渗液量的情况选择合适的敷料,动态调整换药的时间间隔,如果伤口过湿,则应缩短更换时间间隔。

4) 辅助手段:在伤口换药的过程中可以通过一些辅助措施来加速伤口愈合的速度。如对于营养不良的患者应给予营养丰富的高蛋白、易消化的饮食;对于糖尿病患者应指导患者积极控制血糖;对于渗液量特别大的患者,可以借助负压吸引技术。同时根据患者病情情况指导相关注意事项,例如对于伴有下肢静脉溃疡的患者,可以指导患者休息时抬高下肢等。

5) 心理干预:一般伤口愈合是一个过程,尤其是慢性伤口的愈合。在愈合过程中患者可能会因为愈合周期过长或伤口被处理一段时间后愈合效果不明显而出现一定的焦虑、抑郁的心理情况。因此在换药过程中应加强对患者的心理干预及指导,向患者宣教关于伤口愈合的知识,耐心解答患者提出的疑问,及时反馈伤口愈合过程中客观指标变化,缓解患者紧张、焦虑情绪。

144. 什么是慢性伤口?

慢性伤口是指一个无法通过正常、有序、及时的修复过程,达到解剖和功能上的完整状态的伤口。关于时间分界,一般认为6~8周还未愈合的伤口为慢性伤口。目前常见的慢性伤口有静脉性溃疡、糖尿病足溃疡、压力性损伤、慢性感染性伤口、烧伤创面以及癌性伤口等。其特点是治疗时间长、难度大,不仅会给患者的正常生活、心理健康带来较大的影响,而且也会给患者的家庭带来一定的经济负担。

145. 影响伤口愈合的因素有哪些?

影响伤口愈合的因素可分为局部性因素和全身性因素。

(1) 局部性因素:

1) 感染:伤口感染时,中性粒细胞会释放蛋白酶、氧自由基等物质,在杀灭细菌的同时也会破坏伤口组织。而感染的伤口渗液量较大,加大伤口组织局部张力,延缓伤口愈合。

2) 缺血缺氧:良好的血液灌注状态会提供伤口愈合时所必需的营养和氧成分,增加伤口中的胶原含量,促进伤口的愈合。同时良好的血液灌流状态也有利于伤口局部坏死组织的吸收及感染的控制。

3) 异物存在:异物的残留是伤口不愈的另一个原因。常见引起异物存在的原因有外伤、伤口坏死组织残留等。因此,在临床处理伤口过程中应充分向患者了解病史,对于外伤污染伤口应做到彻底清创。同时根据伤口的情况,选择合适的清创方式对坏死组织进行清除。

4)其他因素:伤口局部张力过大,伤口周围承受摩擦力、剪切力及压力均可影响伤口组织血液灌注情况,进而影响伤口的愈合。

(2)全身性因素:

包含年龄、营养状况(蛋白质缺乏、维生素缺乏、贫血等)、个人习惯(如抽烟、喝酒等)、免疫系统受损、凝血机制障碍等。

1)营养状况:营养状况对伤口的愈合起到至关重要的作用。营养不良导致的负氮平衡会延缓伤口愈合,甚至导致伤口停滞愈合。与伤口愈合息息相关的营养物质有:① 蛋白质:蛋白质是人体一切组织、细胞的重要组成成分,在伤口愈合过程中,蛋白质对新生微血管的形成、胶原蛋白的合成、纤维细胞的增殖起到至关重要的作用。同时蛋白质是合成人体抗体(如白细胞)的成分,保证机体正常吞噬作用,避免伤口处于感染的高危状态。② 糖类:糖类为伤口愈合提供能量来源,同时也是机体白细胞合成的重要来源,保证白细胞具备正常的抗炎及吞噬活性。③ 脂肪:脂肪是构成细胞膜的基本成分。④ 维生素及微量元素:维生素一方面可通过对溶酶体膜的作用,增加进入创面的免疫细胞,提高抗炎、抗感染作用;另一方面,有利于胶原蛋白的合成及成熟、上皮再生、新生毛细血管的再生,进而促进伤口的愈合。其中,与伤口愈合密切相关的维生素是 B 族和 C 族,因此在伤口愈合过程中应适当增加上述维生素的摄入。与伤口愈合有关的微量元素主要有锌、铜、铁等。因此为促进伤口的愈合,应根据患者的营养状况,有针对性地进行营养供给,给予高蛋白、高热量、高维生素膳食,防止负氮平衡和脱水,以增加机体抵抗力和组织修复能力。

2)慢性疾病:糖尿病、慢性肝脏疾病、慢性肾脏疾病、结核性疾病、肿瘤等。

3)药物使用:类固醇激素的使用可抑制蛋白质正常的活性,降低巨噬细胞吞噬功能,影响伤口的愈合。化学药物的使用可减少骨髓中的细胞成分、降低炎性细胞及血小板,进而延缓伤口愈合。

4)其他因素:包含年龄、个人习惯(如抽烟、喝酒等)、免疫系统受损、凝血机制障碍等。

146. 居家护理过程中如何预防压力性损伤的发生？

绝大多数的压力性损伤是可以预防的，压力性损伤的预防可以从多方面入手，具体措施如下：

（1）皮肤保护：

皮肤保护是预防压力性损伤的首要措施，良好的皮肤状态能够增强皮肤对于压力性损伤的耐受能力。对于皮肤保护的主要措施包括避免压力、剪切力、摩擦力和改善皮肤潮湿环境。

1）避免压力：局部减压，可使用减压产品，如气垫、泡沫床垫等，降低局部部位的压力，避免压力性损伤的发生。

2）避免剪切力和摩擦力：正确使用翻身、更换床单等技巧，如在协助患者翻身及更换床单、衣服时应抬起患者，避免拖、拽、拉等动作。

3）改善皮肤潮湿环境：及时清洁污染潮湿的皮肤，清洗时应注意动作轻柔，尽量选择与皮肤 pH 值相近的皮肤保护剂保护皮肤。

（2）体位的安置：

1）卧位：患者长期卧床时应至少 2 小时协助患者改变体位，如从平卧位转变为侧卧位。同时在取侧卧位时应尽量保证患者体位安置在 30°侧卧位状态。在不同体位下注重对压力性损伤高风险部位的保护。同时在平卧位状态下抬高床头时应避免床头高度高于 30°。在协助患者改变体位时，应避免拖拽患者。

2）坐位：避免长期处于坐位，对于一些特殊人群，如长期需要坐轮椅的患者，应在臀部放置减压垫保护，同时调整扶手及轮椅踏板角度、位置，进而减轻坐骨压力。

（3）营养支持：

对于压力性损伤高风险人群，应增强患者营养，进食高蛋白、易消化的食物。

（4）产品使用：

可在易受摩擦力及剪切力的部位，如足跟、骶尾部，预防性使用聚氨酯泡沫敷料。同时可根据患者的实际情况选择气垫等支撑物，避免压力性损伤的发生。

147. 什么是癌性伤口？癌性伤口应如何居家护理？

（1）癌性伤口也称为恶性肿瘤伤口。一般为上皮组织的完整性受损、恶性肿瘤细胞破坏的伤口,可分为溃疡型伤口及生长型伤口。癌性伤口侵蚀皮肤,进而导致局部创面出现出血、渗液、恶臭等特性。此外,癌性伤口患者易有疼痛的问题。癌性伤口不仅大大降低了癌症患者的生活质量,而且严重影响患者的心理健康,是值得专业人员关注的问题。

（2）癌性伤口患者的管理主要体现在症状管理上,临床过程中常通过换药技术对癌性伤口进行管理。在居家过程中,患者及家属也可通过一定处理方法及措施,减轻患者症状,减少癌性伤口患者并发症,在维护患者尊严的同时,提高患者的生活质量。

1）症状管理:① 出血:因癌性伤口的特性之一为易出血性,日常居家生活过程中要注意避免癌性伤口处的触碰,同时指导患者尽可能减少脆弱部位的摩擦,建议患者穿棉质宽松的衣物。指导患者在家中常备止血药物,如云南白药,以便随时对出血情况进行紧急处理。② 渗液:及时更换潮湿衣物,对于渗液量特别大的癌性伤口,可指导患者及家属选择更加经济的产品用于渗液的收集,如尿片、尿垫等。③ 异味:患者居住环境适当通风,可在患者居住的环境内喷洒空气清新剂,避免伤口渗液污染衣物、床单。同时可在伤口外敷料上使用干茶包、碳片等物质吸收异味。④ 疼痛:指导患者居家生活过程中掌握适当缓解疼痛的方法,如听轻音乐、看书、调整呼吸节律等。对于需行药物治疗的患者,指导药物治疗时的注意事项,如按时口服止痛药物等。

2）心理支持:居家护理过程中加大癌性患者的家庭支持系统,指导家属运用恰当的语言及行为激励患者的生活,安慰患者低落、焦躁情绪。同时指导家属积极鼓励患者倾诉不良情绪。

参 考 文 献

［1］ 丁炎明.造口护理学[M].北京:人民卫生出版社,2019.

［2］ 黄东娜,林彬群,吴惠珍.精细护理干预在预防乙状结肠永久性造口并发症中的应用[J].护理实践与研究,2017,14(12):60-61.

［3］ 李建萍,徐洪莲,叶文琴.肠造口并发症护理干预研究进展[J].解放军护理杂志,2015,32(18):33-35.

［4］ 刘清娴,苏静,陈文专,等.TIME伤口床准备联合封闭式负压引流用于慢性伤口护理[J].护理学杂志,2017,32(18):1-6.

［5］ 施丽莎,李秀华,许春娟.1例拥有高生存质量造口患者的生活体验[J].中华护

理杂志,2014,49(3):374-378.

[6] 万德森,周志伟,朱建华,等.造口康复治疗理论与实践[M].北京:中国医药科技出版社,2006.

[7] 赵凯丽,韦桂源,黄梅雪.肠造口并发症护理研究进展[J].护理实践与研究,2020,17(10):25-28.

[8] 中华医学会创伤学分会组织修复专业委员会(组).慢性伤口诊疗指导意见[M].2011版.北京:人民卫生出版社,2011.

[9] European Oncology Nursing Society. Recommendations for the care of patients with mal-ignant fungating wounds[M]. London: European Oncology Nursing Society,2015.

[10] Patel S,Srivastava S,Singh M R,et al. Mechanistic insight into diabetic wounds: pathogenesis, molecular targets and treatment strategies to pace wound healing [J]. Biomed Pharmacother,2019,112:108615.

[11] World Councill of Enterostomal Therapists. WCET international ostomy guide-line[S]. 2021-01-10.

[12] Tilley C, Lipson J, Ramos M. Palliative wound care for malignant fungating wounds:holistic considerations at end-of-life[J]. Nurs Clin North Am, 2016,51 (3):513-531.

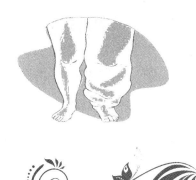

第八章
淋巴水肿

148. 什么是淋巴水肿?

淋巴水肿是指淋巴系统受损或发育异常导致淋巴循环障碍所引起的机体某些部位、局部组织器官的淋巴液超越系统运输能力或回流受阻,淋巴液淤积在组织间隙内,造成组织水肿、慢性炎症和组织纤维化等一系列病理改变。常发生于小腿、上臂、生殖器和面部等处,有时可并发残肢。临床上将其分为原发性淋巴水肿与继发性淋巴水肿两大类,而其中继发性的下肢淋巴水肿最为多见。

149. 淋巴水肿如何分级?

依据国际淋巴协会(International Society of Lymphatics)关于淋巴水肿分期标准将淋巴水肿分为四个阶段。

0级:潜伏期或亚临床阶段。在该阶段,由于手术或放、化疗,患者的淋巴系统功能已经受到损伤,但测量患者患侧肢体的体积并没有发生异常,也没有明显的临床症状出现。该阶段可持续数月甚至数年。

Ⅰ级:富含蛋白的淋巴液在结缔组织中积聚,可以看到明显的肢体肿胀,若抬高肢体,肿胀可以暂时消退。该期有可能会伴有凹陷性水肿。此时积极展开治疗,可以控制淋巴水肿进展,取得良好的预后。

Ⅱ级:上肢抬体时肿胀不会消退,组织开始纤维化,导致肢体变硬;随着脂肪和纤维堆积,凹陷性水肿逐渐消失。该期最大的特点就是肢体组织的变化,此期需要进行强化综合消肿治疗才有可能延缓症状。

Ⅲ级:该阶段最经典特征是淋巴滞留性象皮肿,此期脂肪沉积和组织纤维化更加严重,按压不会出现凹陷性水肿,皮肤由于营养异常出现色素沉着,皮肤上可能出现疣状增生,感染愈加频发。在该阶段,物理消肿治疗可缓解症状,但很难恢复到发病前的形态。

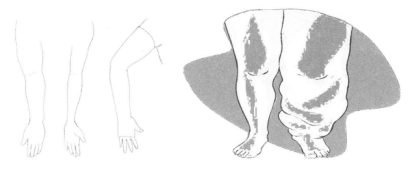

上肢淋巴水肿　　　　　　　　　　下肢淋巴水肿

150. 淋巴水肿有哪些临床表现?

(1) 起病过程缓慢。

(2) 早期呈凹陷性水肿。

(3) 水肿起自肢体远端,如足背、手背、踝周。

(4) 多有蜂窝组织炎发作史。

(5) 少有疼痛和溃疡。

(6) 皮肤改变,如干燥、粗糙、生长乳头状瘤、皮肤溃烂等。

(7) 患肢或器官增大、增粗。

(8) 肿胀部位有沉重感。

151. 淋巴水肿一般发生在哪些部位?

(1) 原发性淋巴水肿:病变之初,多发生于单侧踝部或小腿,偶尔波及股部,以后累及对侧。

(2) 继发性淋巴水肿:常发生于小腿、上臂、生殖器和面部等,病情发展可向周围扩延增大。

152. 淋巴水肿治疗方法有哪些?

(1) 非手术治疗:包括手法引流、复合理疗、患肢按摩、加压包扎、烘绑、激光和微波照射等,大多不能根治,不少患者经反复治疗效果不佳,最终发展成严重纤维化。

（2）手术治疗：包括重建淋巴管道和缓解淋巴负荷两个方面。前者包括淋巴管-静脉吻合、自体淋巴管移植、淋巴结移植及干细胞移植等；后者主要包括病变组织切除＋植皮术、负压抽吸等。

153. 上肢淋巴水肿是如何形成的？

上肢淋巴水肿是乳腺癌术后常见并发症之一，其形成机制是由于腋窝淋巴受损引起淋巴回流受阻，导致上肢组织中淋巴液积聚，组织继发"不可逆"的纤维化增生、脂肪聚积、角质细胞增多及炎症反应等病理改变。

154. 乳腺癌术后，预防上肢水肿如何进行功能锻炼？

应鼓励患者术后进行功能锻炼，提高术后康复锻炼的依从性。术后 3 天内进行肘关节、腕部旋转锻炼；术后 4～7 天进行伸屈关节锻炼；术后 2 周进行上臂上举运动，遵循循序渐进、先易后难的原则，不可过度劳累。还可以进行合适的有氧运动操，保持肌肉节律性的松弛、收缩，以减少肌肉萎缩。

155. 乳腺癌术后为预防淋巴水肿，如何正确选择臂套？

乳腺癌患者术后腋窝淋巴结清扫，并进行放疗或化疗，应评估为淋巴水肿高风险人群，建议进行预防。一般在术后伤口愈合良好后使用臂套，选择Ⅰ级压力（15～21 mmHg）圆织臂套。[①]

156. 发生下肢淋巴水肿的危险因素有哪些？

（1）手术，主要指盆、腹腔手术。如宫颈癌手术进行淋巴结清扫，切除淋巴结可导致淋巴回流障碍，增加淋巴水肿风险。

（2）放疗，盆腔及腹股沟区域的放疗导致局部组织纤维化和瘢痕形成，使淋巴循环进一步受阻。

（3）肿瘤，癌细胞堵塞淋巴管。

（4）肥胖，体质指数（BMI）＞35[②] 是淋巴水肿的一个独立影响因素，一方面淋巴缺陷促进了脂肪沉积，另一方面脂肪组织的炎症反应也会对淋巴功能造成损害。

———————————

[①] 压力的法定计量单位为 Pa（帕），mmHg（毫米汞柱）为非法定计量计量单位，但由于习惯，目前医院仍有使用，1 mmHg＝133.322 Pa。

[②] 体质指数（BMI）＝体重（kg）/身高（m）^{2}。成人 BMI 正常值为 18.5～23.9。BMI＜18.5 为偏瘦，BMI＝24～27.9 为超重，BMI≥28 为肥胖。BMI 为男女通用，不区分性别。

（5）其他：年龄、感染、损伤、瘢痕等也可增加淋巴水肿的发生率。

157. 下肢淋巴水肿如何进行功能锻炼？

功能锻炼能加快淋巴液循环，促进水肿消退，是淋巴水肿综合治疗的重要部分。遵循灵活、适度、循序渐进的原则，必须在使用压力绷带或穿戴淋巴水肿压力袜的基础上进行，如散步、爬楼梯等运动；滚球、踝部打圈、足趾点地等坐姿运动；或在床上进行空中行走、仰卧位足后跟滑行运动，髋关节、膝关节、踝关节的主动活动以及下肢抬举运动，同时配合腹式深呼吸。建议每天1小时，分多次进行。避免长时间久蹲、久站、久坐，睡觉时应抬高双下肢。

158. 淋巴水肿患者居家时如何进行自我监测？

（1）一般需要注意监测肢体的围度，固定软尺，固定部位，定期监测。

（2）自我监测的内容还包括观察患肢有没有肿胀，有没有沉重感，或其他不适，皮肤的温度有无异常，皮肤有无破损、红肿等。

159. 淋巴水肿治疗后，原来的弹力用具可以接着使用吗？

弹力用具是有周期性的，一般3～6个月建议更换，需要测量肢体的围度，在专业医生的指导下选择合适的弹力用具。

160. 淋巴水肿患者就诊挂哪个科？

肿瘤患者术后淋巴水肿一般常规选择乳腺外科、妇科肿瘤科、肿瘤内科等就诊，部分医院已经开展了淋巴水肿的专科诊疗服务。如果这些科室没有开展此类业务，可以选择康复科，一般以保守治疗为主；也可以到血管外科、整形外科等科室就诊，这些科室一般以手术治疗为主。

161. 淋巴水肿患者如何进行日常护理？

（1）每日进行自我检查：水肿区域的范围、形状、质地、疼痛、沉重感、松紧感和紧实感的变化。

（2）每天监测早期预警信号，如出现发红、皮疹、皮温增高、疼痛、发热及感染症状等，需及时就医治疗。

（3）日常皮肤护理，穿纯棉透气的内衣，使用无味、无羊毛脂的乳液或乳霜，保持皮肤柔软湿润。

（4）剃除腋毛时使用电动剃须刀，避免损伤皮肤。若有受伤，消毒后用无菌敷料覆盖伤口，避免感染。

（5）避免各种原因导致患肢受伤及蚊虫叮咬。

（6）避免在患肢进行抽血、静脉注射和测量血压等，如果需要应选择健侧肢体进行。

（7）避免负重、搬运重物、重复动作及过度使用患肢。

（8）避免患侧受压，患侧手禁戴戒指及手镯等，选择健侧肩挎包。

（9）避免患肢用力向外及下抛的动作，如打羽毛球、高尔夫等。

（10）如患有淋巴水肿的手臂出现疼痛症状，予躺下并将手臂举过心脏水平，15～25次/天，并及时就医。

（11）坚持健康饮食和规律适度的有氧运动。

162. 淋巴水肿患者的饮食应注意哪些事项？

目前并无针对淋巴水肿患者的特殊饮食指南，根据《中国居民膳食营养指南》推荐，注意均衡营养、保证理想体重最为重要，但要注意以下几点：

（1）肥胖可影响淋巴管的生成与发育，引起结构损伤，淋巴管通透性增加，从而影响淋巴液的生成与转运。因此，避免肥胖、保持理想体重非常重要，尤其对于下肢淋巴水肿患者。所以饮食宜低盐、低脂肪、高纤维、高维生素、易消化，多食用新鲜水果和蔬菜，避免油腻、辛辣刺激的食物。

（2）减少蛋白质摄入并不会减少水肿中蛋白质的成分，还可能造成严重的健康问题，因此需保证饮食中蛋白质的正常摄入。

（3）大豆及其制品、蘑菇、枸杞等食物中，含有黄酮、甜菜碱等抗氧化物质，瘦牛、羊肉等富含蛋白质、左旋肉碱，可增强抵抗力，应适当增加这些食物摄入。

（4）食物的卫生与新鲜十分重要，建议多食用新鲜、未包装、无添加剂的食品。

（5）改变不良饮食习惯，尽量减少酒精、咖啡因的摄入。养成定时、定量、定餐进食习惯，并配合适量的功能锻炼，也有利于淋巴水肿患者保持理想体重。

163. 淋巴水肿患者冬季皮肤护理需要注意什么？

（1）淋巴水肿患者冬季洗澡时间不宜太长，洗澡水温不能太高，一般以40℃左右为宜，洗完澡后立即用干毛巾按压吸收皮肤表面的水分，切忌用力擦拭。然后立即涂抹润肤油（pH<7的护肤产品），润肤油选择成分简单、滋润度好的产品。另外，淋巴水肿患者应该避免泡温泉。

（2）冬季也是瘙痒症高发时节，遇到皮肤瘙痒，不要用抓挠和热水烫洗的方法来止痒；居住在北方的患者每周洗澡的次数不宜过多，洗澡次数过多容易导致肌肤缺水引发疾病。平时多吃一些梨、银耳之类的润燥食物，使肌肤从内到外滋养。

（3）虽然冬天的紫外线相对较弱，但是防晒措施也不能忽略。注意防晒对于预防冬季皮肤干燥具有一定帮助。可以戴上口罩或者防风镜帮助防晒。另外，可涂擦润唇膏，防止嘴唇缺少水分而干裂。

（4）在家中尽量使用衣物进行保暖，因为发热类保暖电器会加速皮肤水分的流失。宜选择柔软的棉质衣物，避免使用羊毛或者粗纤维材料制作而成的衣物，因其容易产生静电刺激到脆弱皮肤。保持室内的空气湿度，可以在室内使用加湿器或者放盆水等。

（5）饮食能从身体内部对肌肤进行护理。西兰花、萝卜类、油菜花等新鲜蔬菜，内含丰富维生素 C 和 β-胡萝卜素，有助于促进冬季皮肤新陈代谢，帮助肌肤再生。花生、杏仁、核桃等食物富含维生素 E 和维生素 B，有助于滋润皮肤、补充皮肤水分。另外，冬季护肤多吃含蛋白质丰富的食物，避免食用辛辣刺激食物。

（6）进行适度运动锻炼，一方面可以促进血液循环，增强抵抗力；另一方面可以促进皮脂腺、汗腺的分泌，增强皮肤屏障功能。进行体育锻炼的时候，要注意防寒保暖，雾霾天气不建议晨练。

164. 造成淋巴水肿皮肤异味的原因有哪些？如何护理？

（1）淋巴水肿因其水肿程度重，引起皮肤形状不规则，脂肪组织增生，且和块状皮肤重叠，易形成皮肤皱褶，导致皮肤的通风透气及散热功能障碍。汗液产生时，汗液中脂肪和蛋白质混合物慢慢累积，为细菌大量繁殖提供环境，若长时间清洁不足，会出现异味。

（2）充分清洁皮肤，防止真菌感染，尤其注意指缝及皮肤交叠区域。

1）维持皮肤完整性：使用生理盐水充分清洁皮肤皱褶处，切忌用力来回搓洗，从而导致皮肤损伤。将皮肤完全舒展待干，必要时可用低温电吹风吹干，并使用植物芦荟膏进行润肤。

2）日常清洗皮肤：因普通强碱性肥皂会破坏皮肤天然酸性涂层与皮肤表面脂膜，并且冲走脂质防护层，导致角质层明显肿胀，应选择含有积极表面活性剂的无皂和中性温和的药用清洗乳液，也可使用包含油质增补物的

"沐浴油"淋浴,以恢复皮肤油脂。

3) 使用护肤品:每日早晚及洗澡后均需使用护肤品,若皮肤干燥及角化明显者,需增加使用次数。

4) 保持皮肤的清洁和干燥:患者出汗及分泌物较多时,应及时擦干并清洗,更换干净衣服及被褥。

165. 淋巴水肿皮肤象皮肿及角化原因有哪些?

因手术等原因,Ⅲ级淋巴水肿患者患侧肢体淋巴循环通路被破坏,回流受阻导致上肢组织液大量聚积,许多大分子蛋白滞留于组织间隙,促进纤维细胞的增长,导致结缔组织增生异常,脂肪累积变硬,加快皮肤纤维化改变和皮肤角化改变。

166. 淋巴水肿皮肤象皮肿及角化如何护理?

保护皮肤脂质层,防止水分丢失,避免皮肤受细菌和异物刺激,如使用无刺激的沐浴油、肥皂替代品、湿润剂、乳剂、霜剂和软膏;缺乏水、天然保湿因子和脂质等物质的患者,可通过药用护肤品进行恢复,如植物芦荟膏等。植物芦荟膏除了具有润肤功能外,还有消炎、抗过敏、消水肿和改善皮肤含水量的功能,可在清洁皮肤后,待其干燥反复多次涂抹。

167. 淋巴水肿皮肤受损及淋巴液漏如何护理?

(1) 首先避免局部组织持续受压,用生理盐水清洁创面,干燥后用碘伏消毒处理,待干。

(2) 对渗液较少的患者,覆盖无菌纱布后包扎,寻求专业人员手法淋巴引流后,使用低弹性的绷带轻轻包扎。

(3) 为防止皮肤被长期浸泡,渗液严重者应到正规医院及时更换浸湿的敷料,不可自行处置,选用无弹性绷带包扎。

(4) 治疗期间抬高患肢。

(5) 注意手部卫生,避免徒手触碰破损处皮肤,防止患者皮肤摩擦破损继而加重感染。

168. 淋巴水肿发生淋巴管炎的原因是什么? 有哪些表现?

淋巴水肿患者患肢由于淋巴回流障碍,当皮肤受损时,皮肤屏障功能受破坏,损伤的淋巴管不能及时有效地清除侵入淋巴水肿组织内的细菌,机体免疫功能降低,出现反复发作的皮肤淋巴管炎,表现为红斑、沿着浅表淋巴管走行分布的红线和肿大淋巴结节。一旦发生感染,应尽早就医。

169. 淋巴水肿患者为何出现手指变形,患者出现手指变形如何护理?

(1) 上肢淋巴水肿因淋巴淤滞严重,成纤维细胞、脂肪细胞、角质细胞和结缔组织在水肿的皮肤和皮下大量增生,过度生长,引起纤维化加重,表现为手指肿大变形,食指、中指、无名指互相交叉,造成指关节拥挤及移位现象。

(2) 手指变形护理方法:

1) 清洁手部后给予修剪指甲。指甲修剪避免过短,以免指端皮肤受损,增加感染的概率。

2) 用轻柔的手法抚顺手指,在手指间垫棉花片,以保持手指间的有效间隔,修复交叉移位变形症状,保持手指功能位。

参考文献

[1] 靳松,孙自强,金星,等.继发性淋巴水肿的诊治进展[J].中国血管外科杂志(电子版),2017,9(4):316-320.

[2] 李杰,高子辰,宋奎全,等.下肢淋巴水肿治疗的最新进展[J].中外医学研究,2018,16(24):183-185.

[3] 王鹤玮,贾杰.乳腺癌术后上肢淋巴水肿的检查与评估研究进展[J].中国康复理论与实践,2017,23(9):1001-1006.

[4] 张赫,孔为民.宫颈癌治疗后下肢淋巴水肿防治现状及研究进展[J].医学综述,2021,27(3):503-507.

[5] 张丽娟,刘凤罗,罗庆华,等.Ⅲ级上肢淋巴水肿皮肤并发症的原因分析及护理对策[J].护士进修杂志,2021,36(5):446-449.

[6] 中国妇幼保健协会妇科肿瘤防治专业委员会.妇科肿瘤治疗后下肢淋巴水肿专家共识[J].中国临床医生杂志,2021,49(2):149-154.

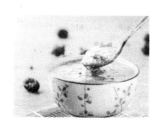

第九章
营养治疗

170. 什么是鼻胃管? 什么是鼻肠管?

（1）鼻胃管是指将导管由鼻腔经食管插入胃内，一般成人置入深度为45～55厘米。

（2）鼻肠管是指将导管由鼻腔经食管插入小肠，一般成人插入深度为95～105厘米。

171. 什么是管饲饮食? 鼻饲饮食时需要注意哪些事项?

（1）管饲饮食是指将营养管（鼻胃管、鼻肠管及胃造瘘管、肠造瘘管）插入胃肠道，给患者提供必需的食物、营养液、水及药物的方法，是为不能经口腔进食的患者提供或补充营养的重要方法之一。

（2）鼻饲饮食时需要注意：

1）妥善固定导管，翻身及下床活动时，注意固定好鼻肠管（可用别针固定在衣领上），鼻贴有松动或潮湿时及时更换，防止管道脱出、移位。

2）保持管道通畅，在每次输注营养液前后以及持续输注期间，每4小时用20～30毫升温开水脉冲式冲洗营养管。

3）营养液的温度要适宜，为38～40℃，夏季室温下可直接输入，冬季用专用的加热器将营养液进行加热。

4）输注营养液时，床头抬高30°～45°体位，输注结束后应保持此体位30分钟以上。

5）输注营养液的速度应由慢到快，一般在医护人员指导下调节速度，不可随意自行调节速度，避免出现腹胀、腹泻等并发症。如用推注器推注营养液时，不可用力过猛，以防胃内压力过大出现呕吐或呛咳导致误吸气道。

6）打开营养液前，要先洗手，保持手部的清洁干燥，避免污染营养液；在输注前要观察营养液是否有沉淀、变质等；已开启的营养液若暂不输注，可放在4℃冰箱内暂存，应在24小时内用完。

7）在输注营养液过程中，如出现腹胀、腹痛、腹泻、呛咳、恶心、呕吐等症状，应及时就诊。

172. 什么是匀浆制剂？匀浆膳有哪些优点？

（1）匀浆制剂又称匀浆膳，多由天然食物制成。先将食物煮熟，然后将各种食物用破壁机研磨，加水调至糊状即可制成，可用于口服或管饲。

（2）匀浆膳所含营养成分与正常饮食相似，可调制成能量充足、营养素种类齐全的平衡饮食，渗透压较低，对胃肠刺激小，而且匀浆膳含有较多食物纤维，可预防便秘，适用于肠道功能正常但不能正常经口进食者。使用起来更为方便，可在医院或家庭中长期使用。

173. 匀浆膳含有哪些肿瘤患者所需的营养素？肿瘤患者制作匀浆膳可选用哪些食物？

（1）匀浆膳主要包括：碳水化合物、脂肪、蛋白质、维生素、矿物质等人体所需的营养素，一般蛋白质占总能量的15%～20%，脂肪占25%～30%，碳水化合物占55%～60%，肿瘤患者可适当提高蛋白质的含量。

（2）米饭、粥、面条、馒头、鸡蛋、鱼、虾、鸡肉、鸭肉、鹅肉、猪瘦肉、猪肝、牛肉、牛奶、豆浆、豆腐、白菜、花菜、胡萝卜、西红柿、绿叶蔬菜及各种鲜榨水果汁等。

174. 匀浆膳制作时有哪些注意事项？

（1）**制作流程**：所选食物先清洗干净，去骨、去皮、去刺，切成小块煮熟或炒熟，然后在电动组织捣碎机（食物用破壁机）中加入适量水制作成匀浆即可，若制作成的匀浆仍显粗糙则要过筛以防堵塞喂养管。

（2）**食物要新鲜**：保证所用食物新鲜卫生，最好每餐烹制后即用，如需放置几小时则必须装瓶后用高压蒸气或置锅内蒸20～30分钟。也可将全天所需匀浆膳一次性制备后按餐次分装，放入4℃冰箱保存，于24小时内使用完毕。注意每次喂养前应加热完全,凉至体温再喂食。

（3）自制匀浆膳黏稠,通常需要添加更多的水以利于推注,喂养后要及时、充分冲管以防堵管。

175. 什么是低盐低脂饮食？

低盐低脂饮食是适合高血压、高血脂、冠心病、肝胆疾病患者的一种治疗膳食。《中国居民膳食指南》建议,正常成年人每人每天烹调油用量为 20～30 克,食盐摄入量不超过 5 克。

（1）低盐饮食,就是少盐而已吗？

我们首先要了解食盐的化学成分是氯化钠,从营养学角度上讲,低盐的实质是要限钠。因此就不该仅仅限制盐的摄入,而是应对含钠高的食物,如各种酱菜、榨菜、松花蛋、海米、虾皮、咸面包、挂面、膨化食品、腌制食品、味精、酱油等均要注意限制摄入,否则将失去限盐的意义。

（2）低脂饮食,就是少油而已吗？

"好脂肪"有两项标准:一是饱和脂肪酸含量不能过高,二是反式脂肪酸含量不能超标。

脂肪酸是脂肪的基本构成单位,按饱和程度可以分为饱和脂肪酸、单不饱和脂肪酸和多不饱和脂肪酸。如果饱和脂肪酸摄入过多,往往伴有胆固醇过量,会增加患动脉粥样硬化等心脑血管疾病的风险。脂肪酸还可以按空间结构分为顺式脂肪酸和反式脂肪酸。如果反式脂肪酸摄入过多,会增加患冠心病的危险性。

低脂实质上包括两层含义:一是限制脂肪的数量,即每日脂肪总量不超过 50 克;二是考虑脂肪的质量,即保证饱和脂肪酸在合理范围内,反式脂肪酸不超标。

（3）哪些食物中含有反式脂肪酸？

反式脂肪酸广泛存在于我们的日常食物中。如曲奇、蛋挞、巧克力、沙拉酱、冰激凌、奶茶、奶油糖果、酥香面点、煎炸食品等。而且反式脂肪酸在食物配料表中的标注极其混乱,经常会以不同身份出现。如果患者见到氢化植物油、植物起酥油、精炼植物油、食用植物油、高档奶油、黄奶油、蛋糕油、酥皮油、酥油、麦淇淋、代可可脂等标注,可千万不要被它们蒙混过去。

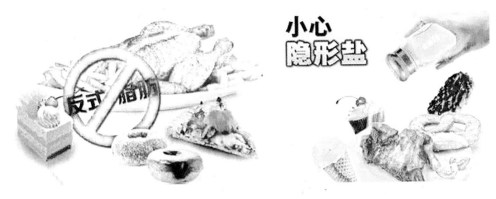

（4）怎样才能做到低盐膳食呢？

我们每天针对食盐摄入应采取总量控制，用量具量出，每餐按量添加。如果增加了含钠丰富的食物，就应该相应减少食盐的摄入。《中国居民膳食指南（2022）》指出：10毫升酱油中含钠量相当于1.6～1.7克食盐，10克黄酱相当于1.5克食盐，10克腐乳相当于0.75克食盐。在烹制菜肴时加少许醋，有助于提高菜肴的鲜香味，可减少食盐的用量。

（5）怎样才能做到低脂膳食呢？

首先是合理选择烹调油和烹调方式。烹调油是提供脂肪的一个大户，烹调油最好选用含不饱和脂肪酸较多的植物油，如豆油、菜籽油、调和油、茶油、橄榄油等；合理选择有利于健康的烹调方式，如蒸、煮、炖、焖、水滑熘、拌、急火快炒等；用煎的方法代替炸也可减少烹调油的摄入。其次，要坚持家庭定量用油，控制总量。可将全家每天应食用的烹调油盛入一量具内，炒菜用油均从该量具内取用，逐步养成控制用油量的习惯。另外，减少猪、牛、羊等红肉（饱和脂肪酸含量较高）的摄入，适当增加鱼肉、鸡肉等白肉的摄入。

176. 什么是高蛋白饮食？每天蛋白质的摄入量是多少合适呢？

医学上定义：高蛋白饮食＝基本饮食＋高蛋白质食物。

蛋白质含量占每日总能量的15％～20％为宜。正常成人按国际标准每天摄入蛋白质0.8 g/kg较好，我国推荐的每日摄入量为1.0～1.2 g/kg，这里的g是正常摄入的蛋白质克重，kg是指正常成人的千克体重。

以下从五个方面来回答蛋白质的摄入量问题：

（1）蛋白质含量较高的常见食物见表9.1。

表 9.1　10 种常见食物中蛋白质含量表

排名	食物名称	蛋白质含量 克/100 克(平均值)
1	鸡蛋	13.1
2	牛奶(液态)	3.3
3	鱼肉	18.0
4	虾肉	16.8
5	鸡肉	20.3
6	鸭肉	15.5
7	瘦牛肉	22.6
8	瘦羊肉	20.5
9	瘦猪肉	20.3
10	大豆(干)	35.0

(2) 高蛋白饮食适用于哪些患者?

1) 各种原因引起的营养不良、贫血和低蛋白血症。

2) 高代谢性疾病和慢性消耗性疾病,如甲状腺功能亢进、烧伤、结核病、神经性厌食、肿瘤等。

3) 重度感染性疾病,如肺炎、伤寒、重度创伤。

4) 大手术前后。

(3) 蛋白质摄入不足,会有哪些症状呢?

1) 首先是外观的改变:体重下降,体型消瘦,掉头发,指甲会分叉断裂。

2) 免疫力下降:容易反复出现上呼吸道感染,伤口不容易愈合,头晕,记忆力减退。

3) 水肿:会导致低蛋白血症。由于血液中蛋白质含量低,组织内渗透压低于血液,会导致血浆进入组织液,从而引起水肿。

4) 其他症状:出现皮肤松弛、骨质疏松等。

(4) 蛋白质什么时候吃最好?

蛋白质尽量不要空腹吃,以保证营养吸收利用最大化。空腹时吃蛋白质,会把蛋白质彻底消化当作身体所需要的能量了,而没有转化成氨基酸保留下来,为人体所用。空腹时先吃点谷物类的粮食,如面包、米饭、面条等,这些食物含有大量的淀粉,能迅速补充热量。然后再吃蛋白质,这样营养就最大化地被人体吸收了。

（5）蛋白质吃得越多越好吗?

首先需要回答的是:蛋白质不是吃得越多越好。因为补充太多蛋白质,会加重胃肠的消化负担,同时也会加重肝脏和肾等器官的压力。吃太多的蛋白质,还会有蛋白质中毒综合征的问题,会出现腹胀、头晕目眩、四肢乏力、昏迷等症状,而且我们身体还会分泌更多的乳酸来消耗蛋白质,就会有虚弱感。

177. 什么是高热量饮食?

（1）高热量饮食是在基本饮食基础上加餐 2 次,以增加热量摄入的饮食。用于甲状腺功能亢进、结核病、大面积烧伤等高热量消耗的患者。

（2）高热量饮食是一种旨在帮助节食者增重的饮食。一个人吃高热量食物最常见的原因是为了锻炼肌肉。此外,对于那些因手术、疾病或化疗而体重显著下降的患者要推荐高热量饮食。成功的高热量饮食的关键是健康地增加体重。

（3）高热量饮食的营养建议有哪些呢?

1）在一天的饮食中加餐:由最初一日三餐增加到一日四餐或五餐,用来提高患者的胃口和饭量。

2）饮食以高蛋白食物为主:肉类、鱼类、蛋类、家禽、海鲜等都富含高蛋白。100 克肉（正常成人的手掌大小）的蛋白质含量＝100 克鱼（正常成人手掌大小）＝2 个鸡蛋＝80 克奶酪＝500 毫升牛奶（的蛋白含量）。

3）建议多吃奶制品,比如用奶制成的甜点、奶酪、酸奶等;也可以选择豆类产品,但豆类产品所含的蛋白质是植物蛋白,相对于动物蛋白来说吸收起来相对比较难。

178. 补充维生素是不是越多越好? 药补维生素能代替食补维生素吗?

（1）补充维生素切忌过量,水溶性维生素服用后可以随尿液排出体外,毒性较小,但是如果大量服用,则会损伤人体器官。例如,超过正常剂量很多倍的维生素 C,可能刺激胃黏膜出血,并形成尿路结石。脂溶性维生素则不能乱补,必须按照国家标准规定的量来进补,如果脂溶性维生素补充过量

（包括维生素 A、E、K、D），那么就容易引起体内的中毒反应。

（2）药补维生素是不能代替食补的。因为食品维生素存在于天然食物中，用于补充人体需要，起到预防疾病的作用，不同的食物含有维生素的种类和数量是不同的。而药品维生素是通过生物合成加工制成的，含有一定量的药物，用于治疗某些疾病。

179. 多晒太阳能补充维生素 D 吗？

维生素 D 有两个来源：一是外源性，依靠食物来源，以鱼肝和鱼油含量最丰富，在鸡蛋、牛肉、黄油、鲑鱼和沙丁鱼中含量也较高，在牛乳和人乳中含量较低，蔬菜、谷类和水中几乎不含维生素 D；二是内源性，通过阳光照射由人体皮肤产生，晒太阳本身不会补钙，但会通过晒太阳，使身体内产生促进肠道钙吸收的活性物质。

180. 缺乏维生素会出现哪些症状？

人体内维生素缺乏常见症状如表 9.2 所示。

表 9.2　维生素缺乏常出现的症状

维生素	缺乏时表现	维生素	缺乏时表现
维生素 B_1	精神不振、食欲减退、乏力、小腿疼痛等	维生素 A	皮肤干燥、头痛、骨骼疼痛、夜盲症等
维生素 B_2	舌体发炎、嘴角、鼻角与眼角皮肤干裂等	维生素 C	易引发坏血病、牙龈出血、肌肉萎缩等
维生素 B_3	食欲减退、皮疹、痴呆、虚弱、嗜睡等	维生素 D	多汗、儿童易患佝偻病，成年人易患骨软化病
维生素 B_5	一般不易出现缺乏症状	维生素 E	引发不育症，导致肌肉营养不良等
维生素 B_6	恶心、口炎、肌肉无力、抑郁、抽搐等	维生素 K	凝血功能不正常；导致鼻出血、尿血等
维生素 B_7	食欲减退、抑郁、肌肉疼痛和皮炎等	维生素 B_{12}	恶性贫血、虚弱疲劳、痴呆和神经紊乱等

续表

维生素	缺乏时表现	维生素	缺乏时表现
维生素 B_9	巨幼红细胞性贫血、神经管畸形、虚弱等	温馨提示	维生素的缺乏或过量都会影响健康

181. 维生素药物的最佳服用时间是什么时候?

在人们心中,维生素类药物都是补品,是蔬菜、水果的代用品,副作用小,安全性大,因此,不少人吃维生素类药非常随意,没有规律。其实,服用维生素类药和其他药一样,也是有规定和要求的,那就是饭后服用。因为维生素类药物口服后主要由小肠吸收,若在饭前服用,因胃肠道没有食物,口服服用时药物被迅速吸收入血,致使维生素在血液中的浓度增高,尚未被人体利用之前即经过肾脏通过尿道排出,使药效降低。

182. 哪些食物中含有维生素? 每天要补充多少维生素?

人体所需维生素的食物来源与日常需要量详见表9.3。

表9.3　人体所需维生素的食物来源与日常需要量

名称	食物来源	日需量	名称	食物来源	日需量
维生素 A	动物肝脏、蛋黄、胡萝卜、蓝莓	男性 800 μgRE,女性 700 μgRE	维生素 B_{12}	鱼、禽、蛋、奶	2.4 μg
维生素 B_1	谷物、猪肉	男性 1.4 mg,女性 1.2 mg	叶酸	深绿色蔬菜、新鲜水果	400 μg
维生素 E	坚果、大豆	14 mg	维生素 C	新鲜水果、蔬菜	100 mg
维生素 B_6	绿叶蔬菜、菌菇、豆类	成人 1.2 mg,50 岁以上人群 1.5 mg	维生素 D	蛋、奶、深海鱼类	18～49 岁 200 IU,儿童、婴幼儿、50 岁以上者 400 IU

注:表中 μg 为微克,mg 为毫克。

183. 什么是高纤维素饮食?

(1) 高纤维食物是指富含膳食纤维的食物,膳食纤维是植物的一部分,且不被人体消化的一大类糖类物质,对人体有着显著的健康益处。

(2) 高纤维素食物主要有:

1) 粮食类:大米、小麦、玉米、麦麸、粗加工的谷类、爆米花等。

2) 豆类:大豆、赤豆、绿豆、蚕豆、青豆等。

3) 蔬菜类:青菜、菠菜、油菜、白菜、马铃薯、萝卜、西红柿、黄瓜等。

4) 水果类:苹果、梨、桃、杏、枣、柑、橙、香蕉、山楂、杨梅、李子、葡萄、西瓜、无花果等。

184. 纤维素的生理作用有哪些?

(1) 可以稀释肠道内,尤其是结肠内的毒素,促进排便,改善糖尿患者常见的便秘症状和维持肠道健康。

(2) 纤维素可以膨胀,增加饱腹感,利于饮食控制和减少总热量的摄入,利于控制体重和减轻饥饿感。

(3) 纤维素可以延缓其他食物吸收,利于控制餐后血糖,类似于葡萄糖苷酶抑制剂类药物的作用,而没有这类药物的副作用。

(4) 纤维素主要存在于谷物的种皮、粗粮以及粗纤维的蔬菜中,因此鼓励患者适当增加蔬菜和粗粮的摄入量。

185. 膳食纤维素分为哪两大类?

膳食纤维素分为非可溶性膳食纤维和可溶性膳食纤维两大类。

(1) 非可溶性膳食纤维,即既不能溶解于水又不能被大肠中微生物酵解的一类纤维。常存在于植物的根、茎、叶、皮、果中,主要有纤维素、半纤维素、木质素等。

(2) 可溶性膳食纤维,即既可溶解于水又可吸水膨胀,并能被大肠中微生物酵解的一类纤维,常存在于植物细胞液和细胞间质中,主要有果胶、植物胶、黏胶等,多存在于水果、蔬菜、海带、紫菜和豆类中。

186. 高膳食纤维饮食的适用范围及饮食原则是什么?

(1) 适用范围:用于便秘、肥胖、高脂血症及糖尿病等患者。

(2) 中国营养学会规定的每日膳食纤维摄入适宜量为 25~35 克。

(3) 正确的饮食原则是:减少脂肪的摄入量,适当增加蔬菜和水果的摄入比例,保持营养均衡。

187. 什么是糖尿病? 肿瘤合并糖尿病患者该怎么吃?

糖尿病是一种慢性疾病。糖尿病患者比正常人更加需要营养全面,食物搭配合理、平衡。都说糖尿病需要"管住嘴,迈开腿",那么饮食上到底要怎么吃呢? 方法如下:

(1) 手掌法则掌握一天吃饭的量。

1) 拳头量——碳水化合物(淀粉和水果):可以选用相当于自己两个拳头大小的淀粉类食物,如馒头、山药、玉米、燕麦、花卷、米饭等,就可以满足一天碳水化合物的需求量了,注意粗细搭配。水果一天需求量则相当于一个拳头大小即可。

2) 掌心量——蛋白质,选择相当于掌心大小的,厚度相当于小指厚度的肉,如牛肉、羊肉、鸡肉、鸭肉、鱼肉等。每天吃 50～100 克的蛋白质即可满足人体一天蛋白质的需求量。

3) 两手抓量——蔬菜:两只手能够抓住的菜量(1 把)可相当于 500 克的量,每天进食 500～1000 克蔬菜即可满足需要。如豆芽、菠菜、西兰花、卷心菜等。

4) 拇指尖量——脂肪:要限制脂肪(黄油)的摄入,每天仅取拇指的尖端(第一指节)大小的量就足够了。

5) 两指并拢量——瘦肉量:切一块与食指厚度相同,与两指(食指和中指并拢)的长度、宽度相同的瘦肉相当于 50 克的量,可满足一天需要。

(2) 每天吃出一道彩虹。

根据彩虹饮食法,在做到膳食均衡的前提下,要保证蔬果的总量,尽可能地吃够 5 种颜色,做到相同颜色换着吃、种类多、颜色多,详见表 9.4。

表 9.4　彩虹饮食法一览表

颜色	作用	代表食物
红色食物	帮助造血、促进食欲	各种畜肉类及偏红色、橙红色的蔬果等(如牛肉、羊肉、猪肉、猪肝、胡萝卜、红甜椒、山楂、番茄、西瓜、红枣、草莓等)

续表

颜色	作用	代表食物
橙黄色食物	抗氧化	五谷类和黄色蔬果（如玉米、小米、南瓜、柠檬、菠萝、木瓜、橙子、柑橘、枇杷等）
白色食物	补充水分、修复组织细胞	蔬果中的瓜类、笋类以及鱼类、蛋奶、米面（如冬瓜、白萝卜、竹笋、茭白、鱼肉、鸡蛋、牛奶、薏米、面粉）
绿色食物	帮助消化、防便秘、提高抗病能力	各种绿色的新鲜蔬菜、水果，其中以深绿的叶菜最具代表（如菠菜、空心菜、芥蓝、茼蒿、韭菜、小油菜、丝瓜、豌豆、猕猴桃等）

（3）血糖控制较好时，可适量吃水果，可选择两餐中间或者运动前后吃水果，每次食用水果的数量不宜过多，每天200克左右（相当于一个中等大小的苹果），应该选择含糖量相对较低、升高血糖速度较慢的水果，详见表9.5。

表9.5　常见水果的食糖量一览表

低糖类		中糖类		高糖类	
名称	含糖量（克）/100克	名称	含糖量（克）/100克	名称	食糖量（克）/100克
柠檬	4.9	柚子	9.1	香蕉	20.8
青梅	5.2	菠萝	9.5	释迦果	22.2
鳄梨	5.3	蓝莓	9.6	沙棘	24.7
西瓜	5.5	桑葚	9.7	菠萝蜜	24.9
黄皮果	5.6	樱桃	9.9	榴莲	26.6
杨梅	5.7	葡萄	9.9	椰子	26.6

续表

低糖类		中糖类		高糖类	
名称	含糖量（克）/100 克	名称	含糖量（克）/100 克	名称	食糖量（克）/100 克
香瓜	5.8	梨	10.2	鲜枣	28.6
草莓	6	橙子	10.5	酸枣	62.7
木瓜	6.2	橘子	11.5		
杨桃	6.2	猕猴桃	11.9		
芒果	7	苹果	12.3		
哈密瓜	7.7	黑加仑	13		
李子	7.8	无花果	13		
番石榴	8.3	石榴	13.9		
蜜桃	9	荔枝	16.1		
		柿子	17.1		
		海棠果	17.4		
		山竹	17.5		
		人参果	17.7		

（4）鱼、禽、畜肉和蛋类适量，限制加工肉类。

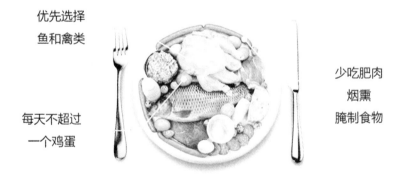

优先选择
鱼和禽类

每天不超过
一个鸡蛋

少吃肥肉
烟熏
腌制食物

（5）奶类、豆类天天有，零食加餐合理选择。

1）每天摄入液态奶250～300毫升。

2）酸奶应选不含蔗糖和蜂蜜的无糖酸奶。

3）大豆及坚果类共 30～50 克/天。

（6）清淡饮食,足量饮水,不推荐糖尿病患者饮酒。

1）每人每天烹调油 20～30 克(约 2 汤勺半～3 汤勺的量),每天盐不超过 5 克(约 1 个啤酒瓶盖的量)。

2）推荐饮用白开水,每日 1500～1700 毫升,也可选择淡茶水。

（7）定时定量,细嚼慢咽;注意进餐顺序,按照蔬菜－肉类－主食的顺序进餐有利于糖尿病患者短期和长期血糖控制。

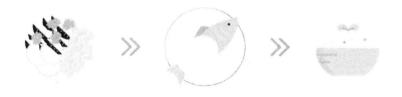

188. 医生、护士让每天多吃,那么到底得吃多少合适呢?

一般而言,每天摄入能量需要计算出来,与年龄、性别、生理状态和体重以及身体活动量有关,一般情况下,轻体力活动者能量需要量:成年男性为 2250 千卡(即 9420 千焦耳),女性为 1800 千卡(即 7536 千焦耳),最简单便捷的途径就是称体重,一般情况下体重稳定或者较前增加则说明进食的营养够了。

189. 都说要"多喝水""喝八杯水",那么怎么才能保证每天能喝这么多水呢?

排除因疾病需要限水量的患者,饮水需要少量多次而非集中饮下,一般成人每人每天饮水量为 1500～1700 毫升,放、化疗阶段则应根据身体状况,适当增加水的摄入量,并应分配在全天各个时段,每次 200 毫升左右,一瓶正常大小矿泉水瓶量约 500 毫升(也有小瓶装约 250 毫升),可作为参考。餐前饮水会冲淡胃液,所以餐前尽量避免饮水;可以早晚各一杯,其他水量平均分布各个时间段,如果觉得白开水难以下咽,可适当饮用淡茶水(绿茶、花茶等);大量出汗后,可及时补充足量水分。

190. 医生建议患者多吃水果,那么什么时候吃最好呢?

事实上,机体的消化能力与消化液分泌以及胃肠蠕动有关,与进食时间无关。大多数的早餐种类少,营养成分不丰富,因此可适当吃些水果;为了避免影响正餐进食量,肿瘤患者建议避免餐前吃水果,可选择两餐间食用,可达到既补充水分又补充营养素的目的。

191. 爱吃水果,不爱吃蔬菜,水果也有营养,可以代替蔬菜吗?

尽管蔬菜和水果在营养成分和健康效应方面很相似,但是仍有区别,蔬菜品种远多于水果,而且蔬菜(深色蔬菜)的维生素、矿物质、膳食纤维和植物化合物的含量一般高于水果,所以水果不能代替蔬菜。

192. 蔬菜每天要吃多少?哪些蔬菜可以多吃?

蔬菜根据颜色分为深色蔬菜和浅色蔬菜,深色指深绿色、红橙色和紫色蔬菜,因其富含 β-胡萝卜素,是维生素 A 的主要来源,建议能达到每天蔬菜量的一半以上,每天建议摄入 300～500 克蔬菜。

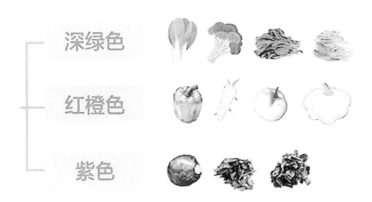

193. 年纪大了,牙口不好,做的饭菜吃不了多少,该怎么办?

老年人建议进食细软食物,制作细软食物有如下一些小技巧:

(1) 食物切小、切碎或者延长烹制时间。

(2) 肉类可剁成肉糜,鱼虾类可做成鱼丸、虾丸。

(3) 坚果类、杂粮类可碾成粉末,比如芝麻粉、核桃粉、玉米粉等。

(4) 质地较硬的水果、蔬菜可粉碎榨汁。

(5) 多采用炖、煮、焖等,避免油炸和熏烤。

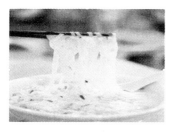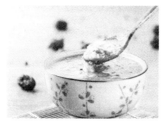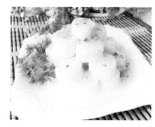

194. 都说食物要多种多样,那么多食物怎么选呢?

2020 版《中国居民膳食指南》建议每人每日食物摄入种类如表 9.6 所示,其中烹调油和调味品不计算在内,食物尽量做成小分量,这样可以增加食物摄入的种类。

表 9.6　食物摄入种类建议表

食物类别	平均每天摄入的 种类数	每周至少摄入的 种类数
谷类、薯类、杂豆类	3	5
蔬菜、水果	4	10
畜、禽、鱼、蛋	3	5
奶、大豆、坚果	2	5
合计	12	25

195. 如何选择正确的烹饪方法? 喝汤最有营养吗?

(1) 多用蒸、煮、炒;少用煎、炸;控制烹调油用量;凉拌菜是减少营养素破坏和流失的最佳烹饪方法,但一定要注意清洁卫生,防止病从口入。

(2) 煨炖的汤汁中仅含有食材中 10%～20% 的营养素,且仅限于无机盐(矿物质)和维生素,而最多的营养素特别是蛋白质都在"渣"中,建议患者若能吃得下,应尽量汤和渣一起吃,除非消化能力差、病情限制不能吃渣者例外。

196. 鸡蛋、鸡肉、鹅肉、牛肉等是"发物"吗? 会加快肿瘤生长而不能吃吗?

实际上,上述动物肉、蛋都是优质蛋白来源,特别是鸡蛋,从营养学角度说,其氨基酸模式最接近人体,最容易被人体消化吸收。提高饮食中的蛋白质比例,能明显提高肿瘤患者的体能及生活质量,延长生存时间。盲目忌口只会使患者的营养状况日趋恶化。

197. 肿瘤能被饿死吗?

有的患者担心营养促进肿瘤生长,从而减少营养摄入,希望通过饥饿去饿死肿瘤。事实上,不给营养,正常细胞就不能发挥生理功能,而肿瘤细胞仍然会掠夺正常细胞的营养,结果饿死的只能是患者本人。要知道,营养不良的肿瘤患者并发症更多、生活质量更低、临床预后更差、生存时间更短。

198. 什么是蛋白质? 如何做到健康饮食?

(1) 蛋白质是人体必需的营养素,是一切生命的物质基础,没有蛋白质就没有生命。蛋白质是构成机体组织、器官的重要成分,机体蛋白质处于不断地分解、重建及修复的过程,身体受伤后需要蛋白质作为修复的材料。

(2) 同样的食物,加工方法不同,会有不同的营养素密度和健康效益。鼓励多吃的食物多为简单加工食品和营养素密度高的食物;应当少吃深加工的食品,一般深加工食品被科学界公认需要限制,其脂肪、糖和盐成分都偏高,所以被称为非健康食品。详见表9.7。

表 9.7　食物的选择

食物类	建议多吃的食物	建议少吃的食物
谷薯类	糙米饭、全麦面包、玉米粒、全麦片青稞仁、燕麦粒、荞麦、莜麦	精米饭、精细面条、白面包
	大米饭、小米饭、豆饭、蒸红薯、八宝粥	油条、方便面、调制面筋(辣条)
蔬菜类	深绿叶蔬菜、小油菜、羽衣甘蓝、西兰花、胡萝卜、番茄、彩椒等	各种蔬菜罐头、干制蔬菜、蔬菜榨汁等
水果类	橘子、橙子、苹果、草莓、西瓜等当地当季新鲜水果	各种水果罐头、蜜饯等水果制品及果汁饮料

续表

食物类	建议多吃的食物	建议少吃的食物
鱼畜禽肉类	新鲜的瘦肉、禽肉及各种鱼等水产类	熏肉、腌肉、火腿、肥肉等,肉(鱼)罐头、肉(鱼)丸等加工制品
乳类	纯牛奶、脱脂牛奶、低糖酸奶、奶粉	奶酪、奶油
水和饮料	水、茶水、无糖咖啡	含糖饮料,如:果味饮料、碳酸饮料、奶茶、乳饮料等;酒及含酒精饮料更应避免

参 考 文 献

[1] 陈丽,袁慧,李菊芳,等. 肠内营养相关并发症预防与管理最佳证据总结[J]. 肠外与肠内营养,2021,28(2):109-116.

[2] 刘芳,龚立超,魏京旭,等. 成人重症患者经鼻肠管喂养的护理实践总结[J]. 中华现代护理杂志,2021,27(15):1973-1979.

[3] 杨月欣. 中国食物成分表标准版[M]. 6 版. 北京:北京大学医学出版社,2019.

[4] 张爱珍,周芸. 临床营养学[M]. 北京:人民卫生出版社,2017.

[5] 中国营养学会. 中国居民膳食指南:2022[M]. 北京:人民卫生出版社,2022.

[6] 中华护理学会. 成人鼻肠管的留置与维护[S]. T/CNAS-20-2021.2921-12-31.

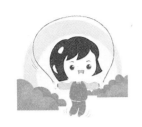

第十章
运动康复

199. 运动对肿瘤患者康复有哪些作用?

　　运动康复在肿瘤治疗期间及治疗结束后均发挥着重要的康复作用。运动在一定程度上可加速肿瘤患者术后机能恢复。运动医学基础研究表明,运动可降低肿瘤的生长速度和转移风险,流行病学则发现运动可降低肿瘤的复发风险以及改善肿瘤患者的预后。运动还可提高抗肿瘤治疗的疗效,改善肿瘤相关症状和抗肿瘤治疗相关不良反应,如癌因性疲乏、失眠、抑郁、焦虑、淋巴水肿等,还能提高免疫功能,从而提高患者的生活质量。

　　相比于未接受放、化疗的患者,接受放疗和化疗并已经开始运动的患者,需要暂时从事强度较低、时间较短的运动。总体原则应该是在完成治疗后尽量多地运动并提高运动量。最佳的有氧代谢运动是步行,简单的参照标准是"三、五、七",这里的"三"是指每天中速步行 3 千米,30 分钟以上;"五"是指每周运动 5 次;"七"是指运动的强度以运动后身体表面出微汗,心率+年龄到 170 次/分钟为宜。假设患者的年龄是 60 岁,那么患者运动后的心率不超过 110 次/分钟为宜。

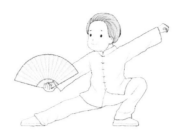

200. 适合恶性肿瘤患者的运动方式有哪些?

对于恶性肿瘤患者来说,疾病以及抗癌治疗给他们带来的不仅仅是许多急性与慢性的副作用,还有疲劳、焦虑、抑郁、淋巴水肿、神经肌肉功能不良、健康指标下降等一系列负面影响。为此,国内外学者进行了许多临床研究,发现进行有效运动干预,有助于减少和解决恶性肿瘤患者的上述问题。

(1) 有氧运动:

1) 跑步:跑前5分钟热身,跑步时间控制在20~50分钟,循序渐进地延长跑步时间,跑后进行5分钟的拉伸放松,运动结束后要及时补充水分,切忌空腹或饭后跑步。

2) 瑜伽:多项研究已对瑜伽进行了分析,主要是检测它对女性乳腺癌患者健康的影响。最近,一项综合分析显示瑜伽可以大大改善患者心理健康,能够缓解焦虑、抑郁、沮丧和紧张。可以考虑瑜伽和其他有氧运动以及抗阻训练相结合,使癌症患者最大限度获益。练瑜伽时,最好选择低、中难度的瑜伽动作进行锻炼,缓慢提升运动时间及强度,注意观察自身体力的消耗状况,以轻微出汗为宜,避免过度疲劳。

3) 跳舞:刚开始可以选择较为平缓的广场舞、交谊舞等运动方式,若运动过程中身体能够耐受这种强度,即可在医生的建议下加大运动强度,其中,健美操简单易学、不限场地、运动强度又不至于过大,不失为一个好选择。

4) 游泳:选择室内游泳馆,避免阳光直晒,备好泳镜,做好运动前的拉伸准备工作,在专业游泳教练的保护下根据自身实际情况进行游泳。

5) 太极拳:太极拳是通过四肢、呼吸以及意念的紧密配合,有效促进患者的内养外练,保证身体健康的稳定发展。对癌症患者而言,有学者认为太极拳可以改善癌症患者心血管及微循环,改善癌症患者呼吸控制能力及消化能力,防止癌症患者肌肉及骨骼的退化,提高癌症患者的免疫力。

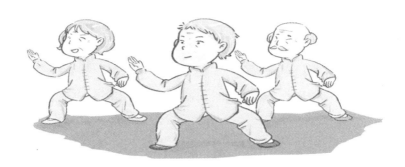

6) 八段锦：八段锦是我国广泛流传的健身气功，属中小强度有氧运动，具有梳理脏腑经脉、经络气血的功效。八段锦能够通过肢体锻炼促进各肢体及关节肌群、呼吸肌群、韧带的伸展性及弹性，可增强肌肉的协调性，有利于肺癌患者术后肺功能恢复，以及乳腺癌、盆腔肿瘤患者的四肢功能恢复，可有效改善癌因性疲乏；可通过改善神经体液调节、加强血液循环，增强机体免疫水平，利于脏器功能的恢复，长期锻炼可增强各脏器相关体液及免疫相关因子水平，利于肿瘤患者术后康复；有效促进和调节大脑中枢，消除不良情绪。长期锻炼八段锦对癌症患者具有较好的康复作用，可贯穿于癌症治疗的各个阶段，是一种简便易行、值得广泛推广的运动方式。

（2）抗阻运动：

抗阻运动也就是通过对抗外界阻力使神经肌肉产生适应性变化、改善骨骼肌功能、增加肌肉力量和肌肉耐力的一种运动方式，其中，举重物（如双手握哑铃侧平举）及弹力带（如弹力带划船练习）训练最为普遍。

抗阻运动与有氧运动相结合可以发挥更好的运动效果，但是必须根据患者各自的实际情况进行灵活选择，同时也必须循序渐进地展开训练。

（3）渐进式肌肉放松训练：

渐进式肌肉放松训练是1983年生理学家雅格布森（Jacobsen）结合运动生理疗法及行为疗法创造的自我管理松弛技术，是一种有一定顺序的、逐步使肌肉放松直至达到全身放松的效果，从而通过身体的放松以达到心理的松弛的训练。实施步骤为：选择一个舒适安静的环境，调节恰当的温湿度，穿舒适的衣服，使身体处于放松状态，集中于自身的感受、思维或想象中，排除杂念，注意力集中在要训练的那组肌群上，并按照下列顺序（手和前臂、头部、躯干部、下肢共16组肌肉）依次绷紧肌肉，每个肌群持续5～10秒，然后放松,体验肌肉的紧张和放松,再逐步加深肌肉松弛,直至达到全身放松的效果。

研究表明,渐进式肌肉放松训练可以减轻癌症患者机体疼痛和疲乏程度,增加舒适度,并提高睡眠质量;可缓解焦虑情绪,降低身心压力;对患者的免疫功能等生理指标有积极影响,提高癌症患者生活质量。

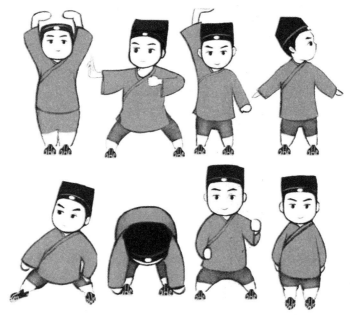

（4）高强度间歇训练:

高强度间歇训练作为运动疗法中的一种,是指短暂的高强度运动加上一段低强度的间歇期(低强度运动或完全被动休息),有一定的运动组数限制,并进行多次循环的运动方式。由于高强度间歇训练具有耗时短、种类多样,具有能提高患者心肺功能、改善患者睡眠状况等优点,所以近年来,高强度间歇训练被广泛应用于癌症、高血压、糖尿病等慢性病患者的康复过程中。

201. 为什么术后要进行早期活动锻炼?

早期活动锻炼是指在患者生理功能相对稳定后,由康复治疗师、医生或护士等组成的多学科团队开展,与疾病治疗同时进行,有计划的主、被动锻炼。

手术后,患者身上可带有各种引流管,加之伤口疼痛以及害怕伤口裂开等原因,使多数患者手术后不敢活动,甚至在床上翻身都有顾虑。这样做不利于术后身体的恢复。对于手术后的患者应尽早开始活动。这样可以促进身体各部位机能的恢复。经常翻身,做深呼吸运动,可增加肺通气,有利于肺及气管内分泌物的排出,减少术后肺炎、肺不张等的发生。早期功能锻炼的临床应用效果已被实践所证实,研究显示早期下床活动可促进各方面生理功能的恢复,减少并发症,如腹部手术后早期活动,可促进肠蠕动,减轻腹胀,防止肠粘连;带有胃管的患者还可以尽早肛门排气,拔除胃管;可促进全身血液循环,促进伤口愈合;可防止下肢静脉血栓的形成。

202. 恶性肿瘤患者如何选择适合自己的运动方式?

《癌症幸存者运动指南》(以下简称《指南》)中建议:癌症幸存者应该每周进行3次合适的运动,每次约30分钟的有氧运动和抗阻力训练来促进身体健康。

当然这个运动时间和运动量并非适合所有患者,需要根据不同的症状和身体状况调整运动量。特别是针对改善焦虑、抑郁、疲劳、身体机能等情况,《指南》给出了更合适的建议。

(1) 运动分类:

运动并不意味着在体育馆或健身房进行专业的体育锻炼,也可以是散步、爬楼梯、跳广场舞、做家务等形式。运动可以简单地分为中等和高等强度运动:

1) 中等强度活动包括快走、跳舞、悠闲骑自行车和瑜伽等运动。

2) 高等强度活动包括跑步、快速骑自行车、游泳、有氧舞蹈、踢足球和打篮球等运动。

(2) 运动前注意事项:

开始运动前必须要清楚,虽然大多数癌症患者都适合中等强度的有氧运动(即步行或骑自行车等),但是由于癌症生存者所患癌症的类型、程度、治疗方法和健康状况的不同,其出现的症状和副作用不同,运动耐量也不同,因此在开始运动之前,有必要询问自己的主治医生。例如:

1) 癌症骨转移:患者如果癌症发生骨转移,不恰当的运动会加大骨折的几率,这时应该避免跑步等会对骨骼施加压力的运动。对于这部分患者来说,游泳是个不错的选择,因为水可以支撑体重,在运动过程中不会对骨骼产生过大的压力。

2) 老年癌症患者:老年癌症患者出现的身体问题,如认知困难、肌肉减少症、肌无力、行动迟缓和疲劳等,可能与没有患癌症的老年人症状相似,但治疗癌症的过程会加速这些功能衰退。故在运动时可结合老年人运动指南的建议,同时在开始运动之前,进行整体的体能和功能评估。

（3）癌症患者不同症状的运动建议：

1）焦虑和抑郁：每周进行 3 次,为期 12 周的中等强度有氧训练,或每周进行 2 次,为期 6～12 周的有氧加抗阻力联合训练,可显著降低治疗期间和治疗后癌症患者的焦虑和抑郁的症状。

2）疲劳：每周进行 3 次中等强度的有氧训练,至少持续 12 周,可显著减少治疗期间和治疗后与癌症相关的疲劳。

3）淋巴水肿：《指南》建议需在专业人员的监督指导下进行抗阻力训练,每周进行 2～3 次,遵循"低起点、慢进度"的原则。

无论进行哪种运动,一定要注意循序渐进、量力而行,以免发生伤害。更要持之以恒,长期坚持才能达到预期效果。

203. 肿瘤患者运动康复有哪些误区？

许多肿瘤患者一谈到运动,就会理所当然地认为,运动就是体育活动。其实不然,对于肿瘤患者而言,运动应该不拘泥于形式,不是生病了就得卧床休息,这是认知上的错误。临床上,肿瘤患者对运动康复经常存在以下误区：

（1）误区一：肿瘤患者术后虚弱,只能静养,不能运动。事实上,患者术后适量运动可预防卧床并发症,降低手术损伤,促进体能恢复。

（2）误区二：运动消耗体能,降低肿瘤患者免疫功能。实际上,患者掌握好运动强度及运动时间,利于体能恢复,提高免疫功能。

（3）误区三：运动促进肿瘤患者康复,每天积极进行高强度训练。这也是不科学的。正确的认识是运动要适度,遵循循序渐进的原则,避免过量运动。

204. 恶性肿瘤患者运动有哪些注意事项？

迄今为止还没有关于运动对癌症患者及存活者产生不良影响的报道,总体上看,运动干预对癌症是有效和安全的。尽管如此,在某些情况下谨慎还是非常必要的。

（1）90％以上的恶性肿瘤患者在某些时间段经历过肿瘤相关的疲乏。在接受化学治疗和放射治疗的患者中疲乏很常见,可能会影响或限制运动能力。

（2）骨是很多恶性肿瘤的常见转移部位,尤其是乳腺癌、前列腺癌、肺癌和多发性骨髓瘤。为了减少骨脆性和骨折风险,发生骨转移的恶性肿瘤患者需要调整运动处方,如减少撞击性运动、降低强度和减少每次运动的时间等。

（3）对消化道恶性肿瘤患者来说,恶液质或肌肉萎缩很常见,这些变化会限制运动能力,且与肌肉萎缩的程度有关。

（4）应该明确患者是否处于免疫抑制状态,如骨髓移植后使用免疫抑制剂的患者或进行化疗或放疗的患者,对这些患者来说,在家或者在医疗机构运动比在公共健身区域运动更安全。

（5）体内留置导管、中心静脉置管或食物输送管的患者,以及正在接受放疗的患者应避免进行水中运动或游泳。

（6）患者在进行化学治疗期间可能会反复出现呕吐和疲劳,因此需要调整运动处方,如根据症状周期性地降低运动强度和(或)缩短运动时间。

（7）一般来说,严重贫血、病情恶化或有活动性感染的患者在手术后不应立即进行中等强度或较大强度的运动。恶性肿瘤患者特定状况下的运动计划注意事项见表10.1。

表 10.1　特定状况的运动计划注意事项

特定状况	注 意 事 项
骨质流失/骨转移	① 避免对骨骼脆弱部位施加过高负荷的运动,例如高撞击负荷、躯干过曲或过伸、扭转运动,以及涉及躯干弯曲或伸展的抗阻运动; ② 运动中应重点关注预防跌倒; ③ 关注患者骨转移的症状和体征,以及常见的发生部位(脊椎、肋骨、肱骨、股骨骨盆)。骨痛可能是骨骼转移的最初迹象,因此,应对疼痛进行临床评估,然后再进行适宜运动

特定状况	注 意 事 项
淋巴水肿	① 关于在运动时穿紧身衣以预防或减轻与乳腺癌相关的上肢淋巴水肿,目前尚没有足够的证据支持或反驳这一临床建议。因此,应尊重患者穿紧身衣的偏好。有证据表明,抗阻运动不会增加淋巴水肿的发生风险,也不会使已发生淋巴水肿患者的症状加重; ② 超重肥胖或身体状况不佳与肿瘤相关淋巴水肿发生风险较高有关,目前没有足够的证据表明减轻体重或有氧运动可以降低患肿瘤相关淋巴水肿发生的风险
老年患者	① 肿瘤患者自我报告的身体问题,如认知困难神经病变、肌肉减少症、肌无力、行动迟缓和疲劳,可能与没有肿瘤的老年人相似,但肿瘤治疗会进一步加重这些问题; ② 在开始运动计划之前进行健康和功能评估,确定运动能力
造口术	① 开始运动前清空造口袋; ② 举重/抗阻运动应从低阻力开始,并在有监督的条件下缓慢进行。任何使腹压增高的运动均可能增加患者造口旁疝的发生风险,因此需采用正确的提举技术和良好的姿势,以调节腹内压,并避免屏息状态下发力; ③ 调整任何导致腹内压力过大的运动方式; ④ 接受回肠造口术的患者脱水的发生风险增加,应掌握运动前、运动中和运动后保持最佳水合作用的方法; ⑤ 运动前应评估稳定性、平衡性和步态

续表

特定状况	注 意 事 项
周围神经病变	① 运动前应评估稳定性、平衡性和步态； ② 如果神经病变影响稳定性，可考虑进行水中运动等有氧运动替代步行； ③ 抗阻运动建议： √使用手持重物时监测手部的不适感； √考虑使用带有软/橡胶涂层的哑铃，和/或戴带衬垫的手套； √考虑抗阻设备而不是自由重量
干细胞移植	① 鼓励在家锻炼； ② 建议完全恢复免疫系统之后再返回公共健身房； ③ 从低强度、短时间但高频率的运动开始； ④ 运动量（强度频率和持续时间）应根据个人的耐受性进行调整
症状群	① 肿瘤患者常常出现症状群（如疲乏、疼痛、睡眠障碍），尤其是在肿瘤治疗期间和晚期的患者； ② 当患者出现安全问题或出现目标症状时，应进行症状评估和管理，并及时进行运动的调整
防晒安全	建议恶性肿瘤患者在户外运动较长时采取防晒措施

205. 肿瘤患者运动有哪些终止指标？

对于正处于治疗中或合并心脏病患者，禁止参加较大强度（≥60％储备心率）运动，尤其是缺乏规律运动或体力活动不足者。急性心肌梗死事件多发生在平时运动较少而突然参加较大强度或大运动量的人身上，所以在练习时运动强度一定要循序渐进。在练习时如果出现以下情况：心电图显示心肌缺血、心律失常，出现中重度心绞痛、头晕、胸闷气短、共济失调等，应该由医师检查并排除危险后再恢复运动。

206. 肿瘤患者如何制订运动处方？制订运动处方的原则是什么？

运动处方是有目的、有计划的科学锻炼方法。运动处方以运动频率（frequency）、强度（intensity）、时间（time）、类型（type），即 FITT 为要素进行制订,详见表 10.2。其特点是因人而异,对症下药。研究表明,在特定的情况下,运动处方和医学处方同样有效,且在某些情况下,运动处方可以提高治疗的效果。

《2018 年美国人身体活动指南》中适用于恶性肿瘤生存者的重要建议:避免不活动,每周累积至少 150～300 分钟的中等强度有氧运动,或 75～150 分钟较大强度的有氧运动,每周至少 2 天进行抗阻运动;在进行有氧运动和抗阻运功时,结合平衡能力和柔韧性运动。

表 10.2　恶性肿瘤患者运动处方制订原则

项目	有氧运动	抗阻运动	柔韧性练习
频率	每周 3～5 天	每周 2～3 天	每周 2～3 天,每天进行更有效
强度	中等(40%～59%储备心率;64%～75%最大心率;主观体力感觉表 12～13)到较大强度(60%～89%储备心率;76%～95%最大心率;主观体力感觉表 14～17)	从低强度(如 30%单次最大负荷量测试)开始,小幅度地增加	在可以忍受的情况下在关节活动范围内活动
时间	每周 150 分钟中等强度或 75 分钟较大强度运动,或两者相结合的等量运动	至少 1 组 8～12 次重复次数	静力性拉伸保持 10～30 秒
类型	动用大肌群的、长时间的、有节奏的活动(如快步走、骑车、有氧舞蹈、慢跑、游泳等)	自由重量、抗阻器械或自身体重的功能活动(如坐-站转换),活动所有大肌群	所有大肌群的拉伸或关节活动范围的运动。明确因类固醇、放射线或外科手术治疗引起的关节或肌肉受限的特定区域

207. 影响肿瘤患者运动的因素有哪些？

患者达不到运动的指南标准。布兰查德（Blanchard）等在美国调查的6组癌症人群发现，52.7%～70.4%的患者达不到运动的指南标准，而仅有37.1%的乳腺癌、43.2%的前列腺癌、35%的肠癌、36%的膀胱癌、29.6%的子宫体肿瘤及47.3%黑色素瘤生存者达到运动指南推荐标准，其运动的水平低于一般人群，且在这些人中47.8%的人满足运动指南推荐标准。

（1）患者运动的水平：肿瘤患者运动水平在治疗时显著下降，且在治疗后无法恢复到诊断前的水平。对各种肿瘤而言，研究结果是一致的。年龄越大，参加运动的水平越低。经过治疗、姑息治疗，坚持运动的比例逐渐下降。

（2）患者的依从性：依从性对是否能参与运动有很大的影响。抗肿瘤治疗对运动依从性有显著的负面影响，肿瘤患者接受多种辅助治疗（如化疗或放疗）较接受单一治疗的患者依从性低。

208. 什么是肺功能锻炼？ 哪些患者需要做肺功能锻炼？

肺功能锻炼是以有效的呼吸，增加呼吸肌，特别是膈肌的肌力和耐力为主要原则，达到减轻呼吸困难、提高机体活动能力、预防呼吸肌疲劳、防止发生呼吸衰竭及提高患者生活质量的目的的治疗方法。

需要做肺功能锻炼的患者有肺癌、食管癌、胸腺瘤、纵隔肿瘤等胸部肿瘤患者。此外，一些由治疗导致肺功能受影响的患者也需做肺功能锻炼。

209. 如何进行肺功能锻炼？

（1）缩唇呼吸：采用站立的形式，放松全身。紧闭嘴唇，经鼻吸气。收缩口唇，做吹口哨样缓慢呼气，维持4～6秒。每次练习15分钟，每天3次。呼气时缩唇越小越好，以尽量增加呼气在每一次呼吸中所占的比例。

（2）腹式呼吸训练：一手放于腹部，一手放于胸部，闭嘴用鼻子吸气。吸气时要尽力挺腹部，胸部不动。呼气时用手稍用力按压腹部，使肺部内陷，并尽量将气体呼出。每次连续15分钟，每天3次，呼吸频率为7～8次/分钟。呼吸时可将两手置于肋弓下，感受自己呼气时肋弓向下沉，胸廓变小，吸气感受到肋弓向外扩展，胸廓变大。

（3）爬楼梯：每天2～3次，每次3～6层。

（4）吹气球：每天3次，每次吹5个，如患有肺部气肿就不宜过分用力。

210. 乳腺癌术后如何进行功能锻炼?

(1) 乳腺癌术后是一个漫长的恢复过程,在手术后由于乳腺癌手术切除范围较广,上肢抬起有困难。同时腋下淋巴结的清扫使淋巴回流受阻、上肢水肿,如果不能及时进行功能锻炼,将会造成患侧上肢的功能障碍,给患者的生活和工作带来一定的影响。

(2) 采用特定的手臂运动方法,有利于手术后上肢静脉回流及上肢水肿的消退;有利于术后引流液的流出;降低皮下积液、积血、皮瓣坏死及上肢严重水肿等并发症的发生率;减小瘢痕挛缩的发生率,提高了患侧上肢的功能恢复;有利于患者自理能力的重建,增强对生活的信心,提高生活质量。

(3) 乳腺癌术后功能锻炼三个阶段:

1) 卧床期(乳腺癌根治术后 1～3 天,主要锻炼手、腕部及肘关节的功能):

术后 24 小时内:活动手指和腕部,可做伸指、握拳、屈腕等锻炼。

术后 1～3 日:练习屈肘、屈腕动作,前臂伸屈运动,逐渐过渡到肩关节小范围前屈、后伸运动(前屈小于 30°,后伸小于 15°)。

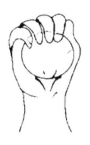 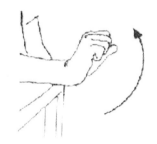

握拳运动　　　　　　　　　　屈腕运动

2) 下床活动期(肩关节,上肢功能锻炼的重要一环):

术后 4～7 天:患侧手洗脸、刷牙、进食等,摸同侧耳朵,摸对侧肩膀。

术后 8～10 天:皮瓣基本愈合,开始做肩关节活动,以肩部为中心,前后摆臂。

术后 10 天:皮瓣与胸壁黏附已较牢固,做抬高患侧上肢、手指爬墙、梳头等锻炼。

3) 出院期:

根据体力、伤口愈合情况逐渐做上肢抬举、旋转、外展等各种运动。

（4）提醒患者需要特别注意的是：术后7日内不上举，10日内不外展肩关节，不要用患侧肢体支撑身体，以防皮瓣移动影响愈合。

记住以下三个要点，帮助患者达到事半功倍的效果。

第一，循序渐进。

每天锻炼的次数和每天锻炼的时间都应逐渐增加，避免动作过度，以第二天不感到疲劳为宜。

第二，把握强度。

术后3个月内建议患者每天锻炼1～3次，每次10～15分钟。

第三，动作对称。

两侧手臂同时做或者依次做康复操，以维持相同肌肉弹性，使患者的动作更加协调。

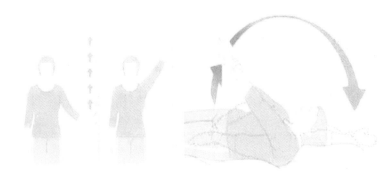

爬墙运动　　　　　　　　患肢上举运动

211. 妇科肿瘤术后如何进行功能锻炼？

据文献报道，广泛全子宫切除后膀胱功能障碍发生率为72%，宫颈癌根治术后尿潴留发生率为7.5%～44.9%（国内报道）。术后无尿意，排尿困难，残余尿量增加等，造成了膀胱过度膨胀和永久的逼尿肌损伤。盆底功能锻炼，如呼吸运动、凯格尔提肛运动、臀桥练习等，可以有效提高膀胱括约肌的功能，增强盆底肌肉张力和身体的平衡感，提高盆底肌肉的柔韧度和灵活度，改善血液循环，促进患处恢复。

（1）呼吸运动：

取坐位或平卧位，放松腹肌。两手分别置于前胸和上腹部；用鼻缓慢吸气时，腹部手感觉向上抬起腹部鼓起；呼气时，腹部手感觉向下降腹部凹下，同时可配合缩唇呼吸，用力挺腹，胸部不动，做20次。

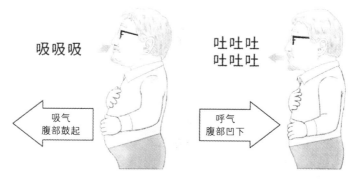

吸吸吸

吐吐吐
吐吐吐

吸气
腹部鼓起

呼气
腹部凹下

（2）凯格尔提肛运动：

平躺，双腿弯曲，收缩臀部的肌肉向上提肛 10 秒，休息 10 秒，做 20 次。

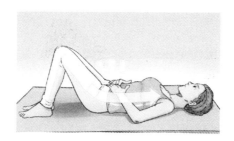

（3）臀桥运动：

取平卧位，双手放于身体两侧。屈膝，双腿分开与髋同宽。吸气同时抬臀，保持膝、髋、肩三点一线，收缩肛门、阴道、尿道，维持 10 秒，呼气时放松，做 20 次。

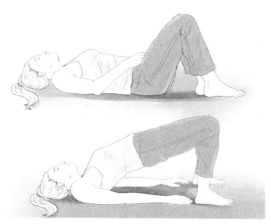

（4）蹬车运动：

1）仰卧平躺床上，双手放于身体两侧，双腿弯曲放松。

2）屈膝抬离床面，上半身保持不动，做交替踏车的动作 20 次。

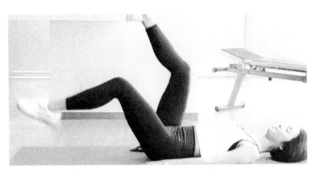

（5）开合运动：

仰卧平躺，双腿屈曲，双手放于身体两侧。双腿缓慢向外打开至最大位置，保持10秒，然后收回，做20次。

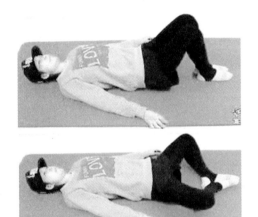

系统性功能锻炼能显著降低妇科恶性肿瘤术后尿潴留发生率，同时缩短尿管的留置时间，减少残余尿量，减轻患者长期留置尿管的痛苦，提高患者满意度和战胜病魔的信心，恢复身心健康，具有重要的临床应用价值。

参 考 文 献

［1］ 储云茜,郭慧锦,刘艺婧,等.运动干预在肺癌手术患者预后中的研究进展[J].中国肿瘤外科杂志,2020,12(2):166-169.

［2］ 丁晓彤,李惠萍,杨娅娟,等.乳腺癌患者术后早期功能锻炼循证资源的评鉴分析[J].中国全科医学,2018,21(32):4011-4017.

［3］ 郭晨,任弘,曹宝山,等.运动处方在癌症患者群体中应用的研究进展[J].中国全科医学,2020,23(34):4394-4399.

［4］ 韩梦飞,方凡夫,李柏.运动对恶性肿瘤发生及其康复与预后的影响[J].中华物

理医学与康复杂志,2018,40(7):555-558.

［5］ 何宁宁,周利平,薛冰,等.肝癌术后早期下床活动方案的构建及应用[J].护理学杂志,2020,35(1):24-28.

［6］ 李晓丹,王建六.肿瘤支持治疗中运动干预的研究进展[J].中华现代护理杂志,2017,23(7):1023-1025.

［7］ 刘宇,姜桐桐,余一彤,等.癌症患者高强度间歇性训练效果的 Meta 分析[J].中华护理杂志,2020,55(11):1710-1717.

［8］ 秦芳,李秋萍,陈曦,等.外科术后患者早期下床活动评估与应对的研究进展[J].护理学杂志,2020,35(5):101-105.

［9］ 王颖,龙秀印.新式活动能力锻炼对普外科腹部手术后患者的影响[J].中国实用医药,2019,14(28):179-180.

［10］ 胥露,江智霞,鲁鑫,等.早期功能锻炼预防 ICU 获得性衰弱的研究进展[J].中华护理杂志,2021,56(8):1267-1271.

［11］ 杨志强,张伟辉.腹部手术预防术后肺部并发症的研究进展[J].中国普外基础与临床杂志,2021,28(10):1390-1395.

［12］ 张秀端,林建芳,刘爱琴.八段锦联合情志护理在恶性肿瘤患者中的应用效果[J].中国卫生标准管理,2022,13(11):191-194.

［13］ Schujmann D S,Teixeira G T,Lunardi A C,et al. Impact of a progressive mobility program on the functional status,respiratory,and muscular systems of ICU patients:a randomized and controlled trial[J]. Crit Care Med,2020,48(4):491-497.

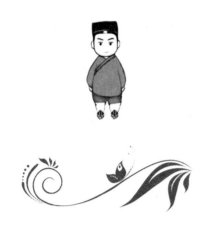

第十一章
心 理 支 持

212. 肿瘤患者如何正确认识心理护理？心理状态调整有何重要意义？

（1）恶性肿瘤作为严重危害人类生命健康的慢性病，其对患者心理变化存在一定的规律和共性，包含否认期、愤怒期、协议期、忧郁期、接受期。随着抗肿瘤药物的不断研发，治疗效果也不断提升。伴随着癌症患者生存期的延长，人们越来越多地重视生活质量和心理健康。的确，癌症作为心身疾病的代表，它的发生、发展与心理状态有着极其密切的相关性。所以，做好癌症患者的心理护理，减轻其心理痛苦，以期达到相互促进的良好效果。

（2）不同癌肿的复发率存在差异性，同时也与治疗效果有关，当然复发也是可以预防的，比如，研究表明乳腺癌复发率为 5%～30%，这中间就存在个体差异性。除了与肿瘤分级、大小、分子类型、治疗效果有关外，更和患者自身免疫力及心理状态密切相关，所以患者在治疗及恢复期间除了注意劳逸结，同时还要调整好心态，积极乐观面对病患，这一点尤为重要。

213. 刚入医院，患者什么也不了解，感到未知与害怕怎么办？

患者入院时，应快速熟悉住院环境，认识主管医生及责任护士，主动与同室病友建立良好的关系。遇到不懂的问题学会及时咨询，需要帮助的时候也要主动告知责任护士。认真学习医院发放的各种宣教手册、住院指南、观看院内科普视频等，帮助提升肿瘤相关知识，以此减轻对疾病发生、发展趋势不了解所带来的恐惧和焦虑，特别要认真对待医护人员的查房和会诊，主动表达自己的疑问和诉求,将会得到直接和权威的回复。如果仍然感到害怕和无助,应及时向自己的责任护士提出,并寻求专业心理咨询师的帮助。

214. 医者如何告知患者病情?

建议采取 SHARE 模式进行病情告知,该模式完成病情告知大约需要10～20分钟,最好是以召开家庭会议的模式,请主管医生协助告知,具体需要满足以下四个要素:

(1)支持的环境:患者和家属均需在场,保证充分的沟通时间,设置安静私密不被打扰的空间。

(2)如何告知坏消息:做好充分的准备再开始面谈,客观如实地将坏消息告知患者及其亲属,并就治疗及应对的策略展开讨论,最后总结面谈的结果,注意采用通俗易懂的语言及患者可以接受的方式,表达清楚、解释仔细、用词准确,避免过多使用“癌症”字眼。

(3)提供附加消息:尽量提供患者希望了解的信息,如怎么手术,怎么进行后期治疗以及疾病对生活的影响等,适当提出替代方案和建议,鼓励患者提出问题、了解患者的需求并给予及时的解答。

(4)做出恰当的保证及提供情绪支持:医者在为患者提供信息的同时,实事求是地介绍目前疾病治疗研究的有效进展及成功案例,并向患者承诺医护团队一定会尽全力诊治和提供帮助,同时关心患者和家属的情绪反应,允许适当发泄,给予心理上的信任和支持。

215. 心理护理对癌痛有什么意义?

医学上将恶性肿瘤引起的疼痛称为癌痛。癌痛使患者的生存质量明显下降,主要表现为脏器功能减退,抵抗力下降、食欲差、睡眠障碍等。患者往往因疼痛而失去自控能力,产生焦虑、恐惧、抑郁心理,逐渐失去治疗癌症的信心,心理变化又加重病情而形成恶性循环。癌痛是一种疼痛,疼痛是机体的主观感受和特征,它不仅是一种简单的生理应答,同时还是一种主观的心理体验,在不同的环境、不同的生理和心理活动状态下,人们对疼痛的感受和反应也不同,因此,除了必要的药物治疗,各种心理因素都有可能影响和调节疼痛,例如,患者自身的文化背景与道德修养、过去的经验,再加上分散注意力、放松术与催眠术等方法,都能有效地缓解疼痛。所以,心理护理对癌痛患者是非常必要的。晚期癌痛患者一般都有不同程度的心理障碍或人格变化,主要表现为抑郁状态、恐惧心理和承受能力降低。心理护理是控制癌痛的一个重要方法,良好的心理护理往往能减轻患者的疼痛,改变患者的心态,使患者重建生活信心,提高对疼痛的耐受力。通常心理护理包括以下内容:

（1）创造舒适的环境:保持安静、清洁、整齐、空气清新、光线柔和的环境,尽量减少不良环境因素对患者的影响,以利于患者休息和睡眠。

（2）减少疼痛的刺激:护理时动作准确、轻柔、熟练,尽量减少疼痛刺激,比如换敷料、灌肠、导尿、更换床单、翻身时应给予支托协助,使患者保持舒适的体位,减少疼痛刺激。

（3）转移注意力:运用语言和非语言的交流方式分散患者的注意力,对缓解疼痛具有积极的作用,护士或家属尽量多陪伴患者,根据其爱好进行力所能及的娱乐活动,比如读书、看报、听轻松的音乐、看喜欢的电视、练习深呼吸等,使患者身心放松,心情平静,转移对疼痛的注意力,减轻痛苦。

（4）支持性心理护理:有支持性暗示和解释性暗示等,主要内容是以热情诚恳的态度、科学的语言与患者交流,暗示其病情有好转,以缓解患者的心理压力,使之树立战胜癌痛的信心;认真倾听患者的诉说,对其合理要求尽量给予满足,对其存在的各种疑虑给予客观详尽的解释,争取患者的信任与配合,通过支持性心理护理可以建立良好的医患、护患关系,使患者癌痛减轻,积极配合治疗。

（5）生物反馈疗法:借助仪器帮助患者自我调控,以减轻疼痛或治疗的不利影响。

（6）行为疗法:用特殊医疗方法消除病症,改变行为模式。

216. 癌症患者自身如何调节不良情绪?

每个人在听到自己患上癌症时,都会产生心理压力,没有恐惧焦虑是不现实的,关键是要让患者自己尽快走出不良情绪的阴影,勇敢地去面对疾病,这样才能对癌症的治疗与康复起到积极、有效的作用。

（1）要充分地认识到,人是一个有机的整体,在烦躁、抑郁、恐惧等不良情绪刺激下,应取"既来之,则安之"的心态对待疾病。

（2）积极与医护人员进行沟通,配合医生制定一套适合自己的治疗方案,不要轻信游医的诓骗,及早进行科学有效的治疗。

（3）在治疗过程中,应向医生详细咨询有关注意事项,谨防不必要的事情发生。

（4）多与自己相同病情的病友联系，听取成功治疗的案例。

（5）多与家属、朋友沟通，将心里的困惑、悲伤倾诉出来，平时少看带有恶性刺激作用的文艺作品，多看轻松快乐的影视作品和书籍。

（6）在身体条件允许的情况下，应多出去与人沟通，到大自然中陶冶自己的情操。

217. 解决肿瘤患者常见心理问题有哪些方法？

主要有以下 9 个方法：

（1）通过语言和非语言的方式解除患者因知识缺乏而产生的心理问题。

（2）营造轻松舒适的环境，减少对患者的不良刺激，比如室内的光线要柔和，尽量减少噪声，运用适当的幽默语言。

（3）尊重患者，说话要亲切。

（4）鼓励患者参与一些社交及各种力所能及的活动，多与外界交流。

（5）患者最信任的人要多与患者交谈。

（6）采取适宜的放松疗法，比如热水浴、按摩、听音乐、深呼吸等。

（7）针对恐惧可以举出一些康复治疗的例子，说明同一种疾病预后不一定相同。同时，根据患者具体心理条件和承受能力，适当告知病情变化及治疗过程中可能出现的问题（比如化疗副作用等），让患者提前做好心理准备。如果化疗中未出现被告知的副作用，患者恐惧心理会明显减轻。在告知过程中，要始终让患者充满期待和希望。

（8）针对悲伤情绪，可通过与患者交谈，让患者把心中的悲伤讲出来，在合适的时间和场合，让患者发泄自己的悲伤（比如大哭一场），并对其表示充分的理解和同情；引导患者面对现实，认识到悲伤是无济于事的，只有积极配合治疗，战胜疾病才是现在应该做的。

（9）肿瘤患者产生绝望感一般都是处于疾病的中期，医护人员对患者要有自制力和忍耐力，态度和蔼可亲，对患者关怀无微不至，积极创造条件，让患者心理上得到最大的支持和安慰，以减轻其心理上和精神上的痛苦。

218. 怎样做好患者自我形象紊乱的心理护理？

照顾自我形象紊乱的患者要遵循心理护理的普遍原则，特别是接受性、支持性、保护性和以患者为主体的原则：

（1）情感支持：护理人员的言行举止对患者的自我概念变化有着重要作用，因此要以尊重和关心的态度与患者多交谈，鼓励患者以各种方式表达形体改变所引起的心理感受，确定患者对自身形体改变的了解程度以及这些改变对其生活方式的影响，接受患者由此所呈现的焦虑和失落，从而使患者在表达感受的同时也获得情感上的支持。

（2）提高适应能力：事先告知患者与疾病相关的知识，教会患者及其家属有关的护理技术与技能，交代清楚注意事项，治疗后及出院后给予必要的生活指导，帮助患者及家属正确认识疾病所导致的形体外观改变，提高患者对形体改变的认识和适应能力。

（3）指导患者学习改善身体外观的方法，比如衣着合体、恰当的装饰，鼓励患者参加正常的社交活动。

（4）对举止怪异或者有自杀倾向的患者给予特别关注，密切观察，防止意外发生。

219. 患者病情是否应该告诉家人？家属应该让患者知道实情吗？

（1）许多人在确诊后都会问这样的问题："我应该告诉家人吗？"家中可能有人因为年纪太大或太小，感情太脆弱而无法接受这个事实。但是，或早或晚，家人和亲密的朋友们都会知道这件事情。而且很多人的经验发现，最好的办法还是将相关信息和实情告知家人和相关人员，这样做可以让身边最亲密的人有机会给予患者更多的鼓励和支持，以避免给他们留下可能的遗憾或者更大的打击。

（2）有时，因治疗的需要，家人比患者先知道癌症确诊的消息。如果是这样的患者家人，是否应该将实情告诉患者呢？有人可能认为不应该，但是大多数癌症患者的看法正好相反。一位癌症患者曾说："时间如此宝贵，患者可能有想做的事情，患者也需要有权利做决定。"诊断结果往往对家人造成强烈的打击，家人也需要彼此交流分担感受，相互安慰。但是，如果向癌症患者隐瞒诊断结果，家人之间也就很难有机会互相支持。患者终究会知道自己疾病的真相，反而造成很深的愤怒、恐惧或悲伤的情绪反应，致使患者会误认为因为自己的癌症到晚期了，所以家人不敢如实告知诊断结果，这样往往会事与愿违。

220. 患者想知道自己还能活多久，怎么办？

目前公布的生存期数据均为大样本调查结果，并非针对个体的确切数据,具体的疗效与个体差异有很大关系,所以对于患者个人来说,这些数据没有太大的参考价值。试想,当一个处于癌症晚期的患者提出这个问题时,他的内心是在期待什么? 是希望根据自己的剩余时间来规划自己的余生吗? 如果是这样,那么倒不如让患者知道他应该知道的一切,帮助和支持他制定一个"愿望清单",把必须立刻去实现的愿望排在首位,其他依次去实现。这也是癌症人性的一面,也许一切还来得及。

221. 患者妻子或丈夫能做些什么?

癌症治疗带给患者身体上的副作用可能会影响配偶对患病伴侣的感觉,从而对身体接触感觉不自在,担心伴侣因为体力不支而觉得不体贴对方,造成情感阴影。记住,爱抚、搀扶、拥抱都能表达接受和关爱,接受与关爱对癌症患者很重要。这些动作比语言更能表达爱意,更能表达亲人、朋友相信患者仍然有正常人的欲望。因此,务必尽一切可能,使患者和家人、朋友重新建立起亲密和关爱的关系。

222. 患者病情该不该让孩子知道?

孩子凭感觉也会知道事情真相。一些试图对孩子封锁消息的父母后来表示后悔,认为应该在癌症治疗过程中把真相告诉孩子。孩子理解异常情况的能力令人惊讶。但是,当大人们关上房门窃窃私语的时候,孩子自己假设的情况往往比事实更糟糕。告诉孩子家人患了癌症,目的是让孩子有机会提出关于癌症的问题,表达对癌症的看法。当然,我们所有人都希望孩子远离痛苦,但是对孩子而言,应付和理解痛苦,要比面对想象中的伤害容易。

223. 患者家属可以做的事情有哪些?

(1) 协助患者了解用药,向医生交代患者的情况。

(2) 若患者感到疲惫,可跟他一起做以前喜欢的事,转换心情。

(3) 注意患者的营养均衡,以医生或营养师的说明为主,在温馨的气氛中享受美食。

(4) 陪同去医院复查或检查。

(5) 适时回应患者的话,鼓励他说出心事。

(6) 当患者沉默时,耐心等待他再度开口。

(7) 当患者吐露不安或难过等情绪时,不要否定他,应保持同理心,体贴他的感受。

（8）不要一味否定患者的想法，也不要一股脑地发表自己的看法。

224. 患者家属如何进行简单的自我解压？

（1）深呼吸。

（2）即使只有几小时或一天的时间，也要让自己暂时脱离照顾患者的角色，拥有自己的时间和空间。

（3）去吃喜欢吃的食物，去买想买的东西。

（4）跟值得信赖的好友或知己说说内心真正的想法。

（5）接触大自然，散散步或去公园转转，让身体动一动。

（6）委托其他家属、亲朋好友或专业人士代替自己照顾患者一会儿。

（7）拥有充足的睡眠。

225. 让心情放松的心理疗法有哪些？

（1）意象疗法：患者处于身心放松的状态，想象自己体内的白细胞正在攻击癌细胞，借由正面的视觉化功效，让体内的白细胞增加，提升免疫力与自然痊愈力。

（2）微笑疗法：据说微笑可以活化攻击癌细胞或病毒之自然杀伤细胞，提升自身的免疫力，让身心放松，减少压力激素的分泌，并增加神经传导物质血清素等。"给他人一个微笑，你将拥有整个世界"。（中国国际广播的一则广告词）

（3）认知疗法：每个人都有各式各样的"认知特性"。执着于"凡事非黑即白"，事情若不完美就感到很不舒服。这样的思维方式，往往逼得自己不这样想就会衍生出负面的念头。

（4）放松训练：选择一个安静的环境，找一个舒适的姿势。闭眼深呼吸，排除杂念并想象一幅美丽的画面或放松的场景，使身心达到松弛状态，依次放松每一块肌肉。首先收紧某一部分的肌肉，比如：用力握拳，头向后仰等，体会紧张感，坚持10秒钟后迅速松开，再体验放松的感觉。依次训练的顺序是：手—前臂—肩部—腹部—大腿—小腿—足。

（5）正念练习：通过15～20分钟这样的练习可以很好地恢复精力，并让身体放松。具体步骤：选择一个安静的地点，舒适地坐下或躺下，闭上眼睛，深吸气，然后缓慢地呼气（重复2～3次），聚焦于呼吸—轻轻地进出；当思维、想法或者念头进入大脑时，只是去观察它们，让它们像云或者鸟儿飞过天空一样来去自由，回来聚焦到自己的呼吸，安静地坐一会儿，准备停止的时候,深呼吸,轻轻地睁开眼睛。

（6）艺术疗法:培养适合自己的艺术兴趣,比如,绘画、音乐、摄影、陶艺、剪纸、书法、园艺等,从艺术创作中获得成就感,同时在这些创作过程中体会人生的意义和价值。不需要技巧,只要全身心地投入去做一件事情就很好。

226. 出院后患者该如何安排自己的生活?

患者住院期间根据治疗情况及可能发生的不良反应,制订居家修养期间的生活起居计划,当并发症较轻时,可以结合自己的愿望清单,适当安排走访亲友,甚至可以在家人的陪伴下来一段旅行;治疗反应较重时,注意保证充足的休息,合理安排饮食,确保卫生及营养;当体力不能满足外出活动时,可以培养一些艺术爱好。

227. "生活健康的我怎么就得了癌症呢?"

不少癌症患者常常万般无奈地问道:"生活健康的我怎么就得了癌症呢?"这的确是一个令人费解的问题!科学研究已经证实:生活健康的人罹患癌症的原因除了基因层面的影响,大多数与性格特征和心理状态有关。患病的噩耗也像信使一样提醒我们,从此刻起反思自己的思维习惯和认知状态,管理好自己的情绪,学会正确应对压力、调整心态、表达需求,才能帮助我们改善健康状态,迎接新生。

228. 患者不能接受自己患癌这件事,每天控制不住愤怒怎么办?

建议患者将内心的真实感受向值得自己信赖的人倾诉,比如亲朋好友或信赖的医护人员,当没有合适的倾诉对象时可以采用涂鸦、呐喊、运动、书写等方式表达。研究表明,充分的表达可以帮助患者降低心里的愤怒情绪,当情绪得以控制后,患者的理智才能发挥作用,这时需要通过正确的信息渠道了解接下来的治疗方案,积极配合治疗,以免错过最佳治疗时机。

229. 患者一想到得了癌症,自己就万念俱灰怎么办?

一般处于协议期和绝望期的患者在表面上表现得比较平静,看上去似乎无所谓,但内心则不然。他们不愿涉及自己的真实情感,压抑往往加重患者心理负担,引起更复杂的消极反应。在这段时间内亲情的陪伴和支持格外重要,及时认同患者躯体和心里的感受和需求,尽可能予以满足,切勿认为患者反应过度、夸张矫情。如果发现患者对生活的各种兴趣丧失,拒绝一切社交,终日郁郁寡欢等现象,应及时寻求心理医生的帮助,必要时及时遵医嘱使用抗抑郁药物,纠正不良情绪及状态;如果患者流露出自杀、自伤等意图,应确保 24 小时有人陪伴,避免意外发生。

230. 患者觉得还有很多重要的事情没来得及做,怎么办?

处于接受期患者心态已经平静和安详。帮助患者意识到人活着寿命的长短并不是最重要的,更重要的是生命的质量。对于癌症患者的知情问题,重要的问题不是是否知情,而是怎样做最有利,包括不给患者留下遗憾。此期比较适合开展生命教育、人生回顾等生命意义及尊严疗法。如果患者主动沟通与死亡相关的问题,家属应允许并积极倾听,尊重患者本人意愿,帮助其接受死亡,不留遗憾地走完人生最后一程。

▌参 考 文 献▐

[1] 陈思思. 恶性肿瘤患者的心理常见问题护理分析[J]. 健康大视野,2013,21(9): 275-275.

[2] 戴欣言. 肿瘤患者常见心理问题的护理干预效果[J]. 世界临床医学,2016,10 (23):124-125.

[3] 韩淑惠,张顺旺. 肿瘤患者常见心理问题的护理干预[J]. 白求恩军医学院学报, 2005,3(1):60-61.

[4] 韩臻,郭玉美,李红. 癌症患者的心理问题及心理干预的新进展[J]. 滨州医学院学报,2006,29(2):121-124.

[5] 李辉. 老年肿瘤患者常见心理问题及护理[J]. 中医药学刊,2005:257-258.

[6] 李宁,孙瑞,于雷,等. 晚期肿瘤患者睡眠质量及其相关影响因素的调查分析 [J]. 肿瘤代谢与营养电子杂志,2021,8(4):398-402.

[7] 刘理,刘毛毛,袁芳彬. 针灸治疗癌因性疲乏 25 例[J]. 中国中医药现代远程教育,2021,19(8):137-138.

[8] 马群立,石俊. 晚期癌症患者的心理问题分析及护理[J]. 医学信息(上旬刊), 2011,24(4):2049-2050.

[9] 任晖,王建明,马双莲,等. 癌因性疲乏[J]. 肿瘤防治研究,2001,28(5): 409-411.

[10] 孙会蓉. 肿瘤患者常见的心理问题和护理[J]. 特别健康,2020(32):225.

[11] 闻金萍,张月娟. 恶性肿瘤患者常见心理问题及健康教育[J]. 河北中医,2007, 29(3):268-268.

[12] 巫小燕,何开平. 心理干预对晚期癌症患者心理状况及生活质量的影响[J]. 中

国医药指南,2019,17(12):118-119.

[13] 夏猷娴,王媛,朱怡苹,等.肿瘤患者放疗后心理和睡眠障碍影响因素及护理措施分析[J].医药前沿,2019,9(20):211.

[14] 尤春霞,张翠萍,张明君.新疆晚期癌症患者主要照顾者照顾负荷体验的质性研究[J].中国医药导报,2018,15(20):39-42,46.

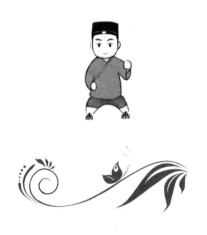

第十二章
社会支持

231. 什么是社会支持？肿瘤患者可以寻求哪些社会支持？

（1）社会支持被认为是社会关系和网络下的人际交互，在一定的社会关系范围内选择性提供物质、精神帮助的社会行为。在中国现今社会中，人们把社会支持理解为来自社会各方面包括家属、朋友、同事、工会、协会、社工等个人或组织所给予的精神或物质上的支持和帮助。社会支持理论强调一个人拥有的社会支持网络越强大，就越能够适应外界环境的种种变化，从而更好地应对各项挑战，预防甚至减少危险事件的发生，降低问题造成的负面影响。当人们罹患疾病时，可以充分发挥社会支持的网络，通过政府、医疗机构、身边的亲朋好友提供经济、情感、信息的支持，帮助度过困难期，一起抵抗疾病。

（2）社会支持按照支持主体可以分为四类：由政府和正式组织（非政府组织）主导的正式支持；以社区为主导的准正式支持；由个人网络提供的网络社会支持；由社会工作专业人士和组织提供的专业技术性支持。

1）正式支持：肿瘤患者可以享受国家和地方提供的各种医疗救助政策，例如基本医疗保险、大病医保、医疗救助、优抚等政策，帮助患者支付医疗费用，减轻治疗负担；符合条件的家庭经济面临巨大负担的患者可以申请低保户；很多慈善机构和基金会也会开展各种公益活动为肿瘤患者提供支持。

2）准正式支持：社区利用社区资源，联合正规服务所提供的支持服务与设施,让患者在家中或社区中得到照顾。

3)网络社会支持:所在工作单位提供的帮助和支持;家人、亲戚、朋友提供的情感、经济、照护支持。

4)专业技术性支持:医疗机构提供的免费咨询服务、患者疾病相关知识宣教的讲座、互联网医院在线咨询服务、抗癌俱乐部、癌症互助会等。

232. 何谓大病医疗救助? 救助对象如何? 如何申请该项救助?

大病医疗救助是指依托城镇居民(职工)基本医疗保险和新型农村合作医疗结算平台,以"资助参合参保、基本诊疗费用减免、特殊门诊定额救助、住院医疗救助、重病慈善救助"五位一体作为大病医疗救助方式。救助对象可直接纳入城乡医疗保险和医疗救助数据库,全面实行基本诊疗费减免、医疗保险补偿、医疗救助、个人自负"一单清"的同步结算服务。

主要救助对象包括:

(1)农村五保对象。

(2)城镇无劳动能力、无经济收入来源、无法定赡(抚)扶养人的人员(简称城镇"三无人员")。

(3)城乡居民最低生活保障对象。

(4)享受民政部门定期定量生活补助的 20 世纪 60 年代精简退职职工。

(5)享受民政部门定期抚恤补助的重点优抚对象。

(6)总工会核定的特困职工。

(7)城乡低收入家庭成员。

对符合条件的患者,可将材料准备齐全(主要包括:医疗救助申请书;户口簿、申请救助人身份证;农村(城镇)低保证复印件;申请救助人住院的出院证明、转院证明;住院医疗费用发票原件;医疗诊断书、病历复印件等),向村(居)委会提交,再经镇社会救助办和区民政局批准后发放救助金。

233. 何谓低保户? 低保户的申请条件有哪些?

低保户是指因家庭成员存在重度残疾或疾病丧失劳动力,享受最低生活保障补助的家庭,其住房或收入明显低于当地低保标准的居(村)民。因为地区发展不平衡,所以每个省市的低保标准也有较大差异。

享受该待遇的家庭主要有以下四类:

(1)无经济来源、无劳动能力、无法定赡养人或抚养人的居(村)民。

(2)领取失业救济金期间或失业救济期满仍未能重新就业,家庭人均月收入低于市低保标准的居(村)民。

(3) 在职人员在领取工资或最低工资及退休人员领取养老金后,其家庭人均月收入仍低于市低保标准的居(村)民。

(4) 其他家庭人均月收入低于市低保标准的居(村)民(不包括五保对象)。

患者可根据自己的具体情况,向当地民政局咨询是否符合条件,需要准备哪些资料进行申请。

234. 哪些病属于基本医疗保险门诊慢特病? 如何认定和申请享受慢特病救治?

随着我国经济社会的发展和建设健康中国步伐的加快,国家对患有慢特病群体给予了特别的关注,究竟哪些病症属于慢特病? 该如何认定? 有哪些特殊政策规定呢? 各地均有相关规定。以安徽省为例,根据《安徽省基本医疗保险门诊慢性病、特殊病管理办法(试行)》(皖医保秘〔2020〕132 号)文件要求,全省职工基本医疗保险、城乡居民基本医疗保险保障统一执行 63 种门诊慢特病病种,包括以下疾病:

① 高血压;② 冠心病;③ 心功能不全;④ 慢性阻塞性肺疾病;⑤ 支气管哮喘;⑥ 肺动脉高压;⑦ 特发性肺纤维化;⑧ 溃疡性结肠炎;⑨ 克罗恩病;⑩ 肝硬化;⑪ 晚期血吸虫病;⑫ 自身免疫性肝病;⑬ 慢性肾脏病;⑭ 肾病综合征;⑮ 慢性肾衰竭(尿毒症期);⑯ 糖尿病;⑰ 甲状腺功能亢进症;⑱ 甲状腺功能减退症;⑲ 肢端肥大症;⑳ 脑卒中;㉑ 癫痫;㉒ 帕金森综合征;㉓ 阿尔茨海默病(老年痴呆);㉔ 肝豆状核变性;㉕ 重症肌无力;㉖ 肌萎缩侧索硬化症;㉗ 多发性硬化;㉘ 青光眼;㉙ 黄斑性眼病;㉚ 银屑病;㉛ 白癜风;㉜ 重度特应性皮炎;㉝ 精神障碍;㉞ 慢性乙型肝炎;㉟ 慢性丙型肝炎;㊱ 结核病;㊲ 艾滋病;㊳ 类风湿性关节炎;㊴ 强直性脊柱炎;㊵ 系统性红斑狼疮;㊶ 白塞氏病;㊷ 系统性硬化症;㊸ 干燥综合征;㊹ 多发性肌炎;㊺ 皮肌炎;㊻ 结节性多动脉炎;㊼ ANCA 相关血管炎;㊽ 先天性免疫蛋白缺乏症;㊾ 生长激素缺乏症;㊿ 普拉德-威利综合征;(51) 脑瘫;(52) 尼曼匹克病;(53) 心脏瓣膜置换术后;(54) 血管支架植入术后;(55) 心脏冠脉搭桥术后;(56) 器官移植术后;(57) 血友病;(58) 特发性血小板减少性紫癜;(59) 再生障碍性贫血;(60) 骨髓增生异常综合征;(61) 骨髓增生性疾病;(62) 白血病;(63)恶性肿瘤。

2022年10月26日,安徽省医疗保障局印发《安徽省医疗保障局关于调整基本医疗保险门诊慢特病病种及门诊用药目录的通知》,全省自2022年12月1日起统一将进行性肌营养不良症、法布雷病、亨廷顿舞蹈症、视神经脊髓炎、脊髓延髓肌萎缩症(肯尼迪病)、甲状腺素蛋白淀粉样变性心肌病、遗传性血管性水肿等7种疾病纳入职工医保、居民医保慢特病门诊保障范围。

为更好保障参保群众门诊治疗需求,安徽省医疗保障局也会对全省基本医疗保险门诊慢特病病种及认定标准等进行优化完善,可关注安徽省医疗保障局官方网站http://ybj.ah.gov.cn/index.html,查阅最新政策。若符合安徽省基本医疗保险门诊慢特病病种,参保人员可按认定标准提供相应的诊断证明、病历、检查、化验报告等门诊慢特病申请资料进行申请。

235. 中国癌症基金会可以给肿瘤患者提供哪些支持?

中国癌症研究基金会成立于1984年10月26日,于2005年更名为中国癌症基金会,是我国致力于癌症防治的公益性组织,面向国内外募集资金,开展各种与癌症有关的公益活动。

慈善援助项目包括:索坦、赫赛汀、施达赛、万珂、瑞复美、赛可瑞、英立达、恩莱瑞、安圣莎、欧狄沃、帕捷特、达伯舒、兆珂、赫赛莱、泰圣奇患者援助项目。

如果患者需要使用以上药物,可先登录网站http://www.cfchina.org.cn/(中国癌症基金会)查询是否符合援助条件,再查询该援助项目指定的医院和医生,向指定医生咨询详细事宜。

在《健康科普》栏目还有防癌抗癌知识、科普视频、专家科普等专题,可提供各个疾病的相关知识、家庭护理知识、营养知识等。

236. 中华慈善总会可以给肿瘤患者提供慈善援助吗?

中华慈善总会成立于1994年,是经中国政府批准依法注册登记,由热心慈善事业的公民、法人及其他社会组织志愿参加的全国性非营利公益社会团体,目前在全国拥有435个会员单位,慈善项目主要包括"救灾扶贫""助医扶残""教助学""安老助幼""专项基金""重大灾难"等八大方面,共几十个慈善项目,逐步形成了遍布全国、规模巨大的慈善援助体系。在"助医扶残"项目中,与肿瘤相关的有"格列卫患者援助项目""槐耳颗粒患者援助项目""泰瑞沙慈善援助项目""达希纳患者援助项目""维全特患者援助项目""捷恪卫患者援助项目""多泽润患者援助项目""易瑞沙慈善援助项目""泰然新生泰瑞沙慈善项目",有使用以上药物的患者可进入官方网址 http://www.chinacharityfederation.org/index.html 查询是否符合援助要求。

237. 中国红十字基金会可以帮助患者吗?

中国红十字基金会是中国红十字会总会发起并主管,经国家民政部登记注册的具有独立法人地位的全国性公募基金会。主要包括以下七大项目:"医疗救助""健康干预""赈济救灾""社区发展""教育促进""国际援助""公益倡导和人道传播"。白血病、先心病儿童可以关注"中央专项彩票公益金大病儿童救助项目"。

238. 宁养院可以为肿瘤患者提供哪些帮助? 服务流程是怎样的?

(1)李嘉诚基金会宁养院是李嘉诚基金会捐资支持的免费上门为贫困的晚期癌症患者提供镇痛治疗、护理指导、心理及哀伤支持、社会资源链接、义工服务,以及开展临终关怀宣传教育等服务的医疗慈善机构。截至2022年12月,基金会前后共资助40余家医院成立宁养院,分布于全国29个省(自治区、直辖市),年服务患者约1.6万人,总服务患者逾23.7万人,累计服务超过358.8万人次,发展宁养义工超过2.2万人,提供志愿服务逾67.9万小时。目前安徽省的宁养院位于阜阳市人民医院宁养院,地址为安徽省阜阳市颍州区三清路501号,医院官方网站为http://www.fysyy.com/,医院官方网站上宁养院页面为http://www.fysyy.com/html/search/index.html? title＝％E5％AE％81％E5％85％BB％E9％99％A2。

(2)李嘉诚基金会宁养院服务流程为:患者拨打宁养院电话进行咨询;患者家属到宁养院提出申请并出具相关资料、填写预约申请表;宁养院首次进行患者家访、建立患者病历,按相关规定办理麻醉药品申请手续、开具处方后患者可以免费领取镇痛药品;宁养院定期进行居家探访。患者病故后,给予哀伤辅导;最后宁养院整理病历结案。

239. 省级抗癌协会主要开展什么工作?

以安徽省为例,安徽省抗癌协会成立于1987年,是隶属于安徽省科协的学术团体。安徽省抗癌协会遵循"广泛动员社会各界力量,大力开展防癌宣传,普及抗癌知识"的宗旨,为推动全省抗癌事业的发展、提高人民健康意识做出了积极贡献,现已有注册会员 2000 余名,并成立了安徽省抗癌协会肿瘤外科专委会、癌症康复与姑息治疗专委会、乳腺癌专委会、肺癌专委会、肿瘤护理专委会、精确放疗专委会、食管癌专委会、淋巴癌专委会、中西医结合专委会、肝癌专委会、肿瘤介入专委会、肿瘤标志物专委会、鼻咽癌专委会、临床细胞学专委会、肿瘤病理专委会、神经肿瘤专委会、头颈肿瘤专委会、肿瘤生物治疗专委会、胃癌专委会、大肠癌专委会、肿瘤影像专委会、内镜专委会、微创治疗专委会、临床治疗学协作专委会、血液肿瘤专委会、肿瘤心理学专委会、靶向治疗及分子诊断专委会、宫颈癌专委会、甲状腺肿瘤专委会、胰腺癌专委会共 30 个专业委员会。定期开展肿瘤学术交流、防治科普讲座和义诊、肿瘤科普公益宣传活动等。

240. 安徽省癌症康复协会可以为肿瘤患者提供什么支持?

安徽省癌症康复协会是以安徽省癌症患者为主体,由热心肿瘤康复工作的医务人员及志愿者联合发起成立的非营利性社会团体,这是安徽省唯一一家以癌症患者为主体的康复社团组织,是安徽省内首个官方认可的癌症病友团体。协会成员中癌龄最长的已有 30 多年,有的还回到了工作岗位上,协会目前由合肥市、安庆市等八个市、县、区癌症康复协会联合组成,拥有会员 3000 余人。抗癌康复协会定期举办抗癌保健专家知识讲座,分享抗癌明星的抗癌经验,由专家指导科学抗癌食谱及身体恢复的运动项目等活动,还可与其他患者交流自身的抗癌康复体会。

241. 什么是社会工作者?

社会工作者,简称社工,是指遵循"助人自助"的价值理念,利用个案、社区、小组等专业方法,以帮助机构和他人发挥自身潜能、协调社会关系、促进社会公正为职业的社会服务人员。我国的社会工作者大多活跃在社会福利、社区矫正、司法等各个领域,并开始逐步向卫生、教育、社会保障、心理辅导等广大领域扩展,他们发挥的维系社会良好秩序的作用日益得到社会的认可,目前主要以社区居委会为主要工作平台。由于目前社会工作者还存在着较大的人员缺口,患者可向当地社区(居委会)咨询是否能获得社会工作者的帮助。

242. 哪些慈善公益基金会可以为患者提供经济援助?

国内外具有较大影响力的慈善公益基金会主要包括:国际红十字会、中国红十字会、中华慈善总会、联合国儿童基金会、中国青少年基金会、中国扶贫基金会、中国妇女发展基金会、善济医社、世界宣明会、国际乐施会等。

243. 医院可以为肿瘤患者提供哪些信息和技术支持？

医疗机构在住院期间利用电视、小册子、宣传栏、专家讲座等，对肿瘤患者进行相关疾病的健康教育，提供治疗和护理咨询的途径；居家期间，也可借助互联网医院的平台，对居家期间的治疗、营养指导、护理等提供在线咨询；一些医疗机构有专业的心理咨询师，可为患者提供心理咨询或心理辅导；医疗机构会定期开展病友座谈会，组织不同病种的患者互相交流经验，互帮互助。

244. 患者确诊为肿瘤后，家属可以做些什么？

患者家属的积极介入是肿瘤治疗中很重要的一个方面，他们关心照顾患者的细微程度是影响患者康复的重要因素之一。因此，肿瘤患者家属要尽量做到以下几点：

（1）当医生为患者确诊并把病情告知家属后，家属应积极调整自己的情绪，及时向医生了解患者的全面情况，协助医生选择最佳治疗方案。

（2）患者得知自己的病情后会产生悲观、恐惧及紧张的情绪，有的甚至抱着消极态度，拒绝治疗，等待死亡。这时家属要耐心疏导，多给予心理上的安慰和精神上的支持，家属的理解和关爱对患者而言是最大的精神动力。

（3）给予患者营养支持，为患者提供易消化、富有营养的饮食。营养支持可提高机体的免疫力和抗癌能力，有利于康复。

（4）肿瘤治疗是一个长期的过程，治疗期和康复期都需要定期去医院进行复查，家属要监督和配合患者完成每次复查。

（5）肿瘤患者在病情允许的情况下，应进行适当的运动和功能锻炼，家属需鼓励其从生活自理开始，逐渐回归社会，则非常有益于患者康复。

（6）因患者体力有限，家属需多承担家务，主动了解和学习疾病相关知识。

最关键的是，家庭的情感支持对患者而言是最为重要的，相信家属的爱和陪伴会让患者和家庭共渡难关。

245. 作为肿瘤患者的照顾者，应该如何寻求社会支持？

肿瘤患者的照顾者在长时间的照料中也会产生较为严重的心理负担。

首先,由于肿瘤患者家属既要上班又要照顾患者,长期奔波于家、医院与工作地这三点一线之间会让他们身心俱疲;其次,高额的治疗费用是压在癌症患者家属心中的一座大山,治疗支出与家庭收入的失衡会让他们背负较为沉重的心理压力;此外,来自其他方面因素,如缺乏必要的护理知识、对病情预期发展方向的未知等,也会产生一定的心理压力。

肿瘤患者家属应该积极寻求相关的社会支持以缓解各方面的压力。还在工作的家属可以向所在单位申请,获得一定时间的假期以保证充足的精力照顾患者;与家中的亲戚、朋友协调,能够轮流分工照顾患者,以缓解照护压力;有些医院可提供陪护服务,可根据实际情况,让自己可以适当休息;向所在社区(居委会)咨询是否可以提供经济或其他帮助;通过参加医院或专业机构提供的咨询服务、科普知识讲座获取疾病、营养、康复等相关知识;通过与其他亲人、朋友沟通,及时进行情感宣泄,也可请医疗机构的专业人员进行心理疏导;参加抗癌俱乐部、同病种交流会等,通过分享各自的经历,获得相互的理解和支持。

246. 肿瘤患者的照顾者如何进行患者的心理疏导?

一般来说,肿瘤患者可能会出现各种各样的情绪:焦虑、抑郁、脾气暴躁、悲观、恐惧、紧张、消极等。作为患者的照顾者首先应该充分地理解和包容患者,为之提供合适的环境和表达机会,让患者宣泄不良情绪,耐心倾听并加以引导,使其情绪问题得到缓解。当照顾者不知道如何回答患者的提问时,陪伴和关爱就是最好的解答。适时地利用身体微语言,如手部抚触、手臂抚触和背部抚触,可传递彼此之间的爱意;学会倾听,安静地、全神贯注地听患者诉说,并中立地应答,不着急解决问题;接纳和肯定患者的感受;让患者说出自己的感受;多陪伴患者,创造与患者在一起的时光,如送餐、陪伴、化疗不适时的照顾、陪同复查等;更重要的是,照顾者需要及时地表达自己的感受,不论是歉意、爱意还是谢意,不让自己和患者留有遗憾。

247. 终末期肿瘤患者如何做好对家庭的支持?

肿瘤终末期的患者应与家属明确讨论疾病的发展、病程,向家属解释有可能发生的情况,提前做出医疗和法律等事宜的安排,不仅对具体事务的处理有益,而且对患者及其家属的心理有积极的影响,能使家人的情绪得到释放,减少双方的遗憾,增进患者和家人彼此的沟通,感受到彼此的关怀。

主要包括以下方面:

（1）遗产的处理：进入临终期的患者需提前考虑如何分配自己的遗产，或处理自己的某些物品，这种安排不仅处理了财务问题，也是赠给家人的爱的礼物，故应鼓励患者思考和计划自己的遗嘱。

（2）对家人的照顾和考虑：家人能够幸福是患者安心离世、善终的一个重要因素。有些患者往往重视家人的需要多于自己的需要，会担心自己离世后家人的生活靠什么维持。对此，患者应勇敢地与家人进行详细的沟通，积极寻找社会资源，协助安置儿童、老人、残疾人等不能独立生活的家人。在患者离世后，这种设计和安排将对家属度过哀伤的过程和适应患者离世之后的生活也有所帮助。

（3）选择丧礼的安排：鼓励临终患者做好后事安排，如告别仪式、安葬的方式以及葬礼的安排，对有宗教信仰的患者，可能会希望做最后一次祷告；也可以参与选择在葬礼中的用品，如寿衣、棺木、歌曲、鲜花和葬礼的过程。尊重患者的宗教信仰、文化背景及风俗习惯，这不仅实现了患者的意愿，也减少了家人的压力及亲属间的冲突。尽管在我国不同区域丧葬的形式各有不同，但葬礼能够使家属认识到亲人离世这个事实，并有助于他们表达悲伤的情绪，对家属而言具有一定的治疗性作用。

参 考 文 献

[1] 梁嘉贵,王朕玉,刘均娥,等.用心陪伴干预对治疗期乳腺癌患者配偶自我效能的影响[J].中华护理杂志,2020,55(8):1185-1188.

[2] 庞雨.社会支持视角下癌症患者家属的心理压力舒缓研究[D].哈尔滨:黑龙江省社会科学院,2021.

[3] 王励飞.癌症患者家庭主要照顾者预期性悲伤与社会支持现状及相关性研究[D].湖州:湖州师范学院,2020.

[4] 中华人民共和国民政部.2020年民政事业发展统计公报.[2021-9-10].http://images3.mca.gov.cn/www2017/file/202109/1631265147970.pdf.

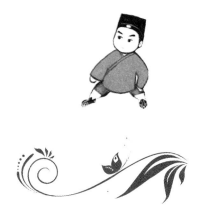

第十三章
居家康复

248. 什么是癌症康复？什么是居家康复？

（1）癌症康复是指在癌症本身和癌症治疗手段的限制下，帮助癌症患者，使他（她）自己最大限度地恢复身体、社会、心理和职业功能。

（2）对肿瘤患者而言，居家康复是指肿瘤患者住院治疗结束，进入康复阶段，出院回家继续进行必要的康复性治疗和体能、身心健康恢复的过程，以巩固和发展已经取得的疗效，从而达到期望的目标。

249. 康复期多久复查一次？

根据不同的肿瘤类型，有不同的复查时间，且在复查过程中，因为患者本身的身体变化，由主治医生决定复查的频次与间隔。需要注意的是，要避免因复查后情况正常就不再遵医嘱进行复查。

250. 康复期可能有哪些不适症状？

因为肿瘤的一系列治疗可能会给患者带来一系列的症状体验和个人形象的改变，在康复期需要调试和康复。例如躯体症状，包括疲乏、失眠、疼痛、缺乏食欲等；心理症状，包括过度担心复发、焦虑、抑郁、心理痛苦等。这些身体症状随着时间的推移会慢慢消退，如果这些症状已经影响到患者的生活，建议寻求专业医生和心理治疗师咨询就诊，接受相应的治疗和心理干预。

251. 治疗完成后，如何找回康复阶段的生活目标和意义？

疾病打乱了患者原先的生活节奏和规划，发生疾病后，患者在治疗阶段的重心在于积极地治疗，相信患者在与疾病斗争的过程中也反思了很多，比如，以往不健康的生活方式，以往与爱人、亲人、朋友之间的关系，相信在这个过程中，患者也会有不同程度的获益，比如准备彻底改变不良习惯，戒烟戒酒、不熬夜等，采取健康的生活方式，想要有更多的时间陪伴亲人，更加珍惜朋友之间的友谊等。这个时候相信患者已经开始在思考和计划生活中的优先的事件和对患者重要的人和事，那么，不要犹豫，这就是患者的生活目标与意义，多花一些精力和时间在患者认为重要的人和事情上，患者会发现自己的生活在步入正轨。除此之外，患者还可以将自己的人生经历、疾病治疗经过、对未来的展望写下来，或者做成照片集锦（相册），相信在这些过程中，患者会获得更多的收益，触发自己去找到自己这个阶段的生活目标与意义。

252. 总是担心病情会复发，怎么办？

复发恐惧是大多数恶性肿瘤患者对恶性肿瘤转移、进展、复发的一种担忧心理。复发恐惧在恶性肿瘤治疗的全程乃至后期的康复过程中会持续存在，是一种常见心理反应。低水平的复发恐惧可以使患者对疾病复发引起警惕，提高患者对复查和健康行为的依从性，对治疗和康复是有益的。但是，如果复发恐惧水平过高，那么就可能会导致担心复发的想法形成侵入性思维，对康复期的生活造成困扰，影响日常生活。

复发恐惧是肿瘤患者常见的心理反应，在按期复查无恙的情况下，如果存在恐惧复发心理过重的情况，就应当咨询心理医生，对复发恐惧进行科学测评和接受相关的认知行为治疗、恐惧复发治疗等。轻度的复发恐惧可以向家人、病友倾诉，做力所能及的家务或工作来转移对疾病过分担忧的心理。

253. 治疗完成之后，患者回归社会需要做哪些准备？

患者完成了肿瘤的住院治疗，开始回归社会，这本身就说明对肿瘤的治疗已经成功了一半。回归社会，一些患者倾向于选择继续以往的工作和学习，工作和学习有利于肿瘤患者回归正常生活状态和良好的心情状态。对于青年患者鼓励返回学校学习，能够帮助患者本身有更好的发展。需要注意的是,工作的强度不宜过大,以个人能承受为宜,工作前需要做好适应工作的心理准备,包括树立重返工作的意愿和信心,争取家人、朋友和同事的支持,制订重返工作和学习的计划。如果患者觉得回归工作和以往的学习挑战过大,建议先参加非营利的、由医院主办的肿瘤康复组织,比如肿瘤康复俱乐部等,作为向工作和学习阶段转变的过渡与适应性训练。

254. 治疗结束后可以过夫妻生活吗？选择何种方法避孕？

受中国传统思想影响,夫妻生活对于肿瘤患者来说,在就医过程中有些羞于咨询。康复期的肿瘤患者保持一定频次的夫妻生活,对于维持夫妻之间的亲密关系,提高个人的心理承受能力是有益的。一些肿瘤,如子宫恶性肿瘤、卵巢恶性肿瘤、前列腺恶性肿瘤、结直肠恶性肿瘤等的手术方式会影响盆底神经的功能,导致性功能存在部分障碍。推荐凯格尔运动,进行盆底肌肉的锻炼,每日 15 分钟,对男性和女性的排尿和性功能都有改善作用;也可以向专科医生咨询低频电刺激等治疗方法。一些无激素阴道润肤霜、润滑剂对女性患者性功能障碍有一定的改善作用。总之,患者需要结合肿瘤治疗方式,综合考虑选择合适的盆底神经恢复方式。

避孕方式建议采用避孕套或不含激素的宫内节育器。有文献报道,避孕药物会增加肿瘤患者发生血栓的风险。此外,一些激素依赖肿瘤,如乳腺恶性肿瘤、妇科恶性肿瘤,使用避孕药会增加复发风险,因此不推荐避孕药作为肿瘤患者的避孕方法。

255. 肿瘤患者发生意外妊娠怎么办？

肿瘤患者如果发生意外妊娠,应当立即咨询妇产科和肿瘤治疗医师,充分考虑妊娠对肿瘤治疗的影响和治疗药物对胎儿可能的影响,与主治医师、家属充分沟通了解利弊,再决定是否继续妊娠。如选择继续妊娠,应当严密监测胎儿发育等情况,孕期除就诊妇产科外,还应同时在原肿瘤治疗科严密随访。

256. 女性患者会出现闭经或绝经吗？

对女性肿瘤患者来说,暂时的闭经在治疗前后都可能出现,对于患有闭经且性活跃的女性肿瘤患者,应当选取合适的方法避孕,以防止意外怀孕。

一些妇科肿瘤涉及的治疗包括子宫切除术伴或不伴双侧输卵管、卵巢切除术、放疗和化疗,这些治疗会导致 45 岁以下的妇女卵巢功能丧失及提

前绝经,对于手术引起的绝经,通常会立即导致血管舒缩症状的出现,这种症状可能比自然绝经的症状更明显。常常表现为:

(1) 血管舒缩症状,如潮热/盗汗等。

(2) 阴道干燥。

(3) 泌尿生殖系统症状。

(4) 性功能障碍。

(5) 睡眠障碍。

(6) 情绪障碍。

(7) 关节痛/肌痛。

(8) 疲乏。

257. 绝经应该注意什么?

(1) 绝经带来的健康风险:提前绝经不仅会增加骨质疏松症的风险,还会增加心血管疾病和认知功能下降的风险。

(2) 绝经的治疗:目前对于治疗结束的肿瘤生存者来说,绝经症状的管理取决于年龄、肿瘤类型和分期、抗雌激素疗法的使用(对于激素依赖的恶性肿瘤)和伴随并发症等,需要联系主治医师进行综合治疗。需要注意使用来曲唑、阿那曲唑、他莫昔芬和醋酸亮丙瑞林等维持激素治疗的患者,目前不推荐使用以雌激素为基础的激素治疗。

258. 男性患者也有更年期吗?

多见于接受雄激素剥夺疗法的前列腺肿瘤患者,可能会出现更年期症状和性功能障碍。可能出现的症状有:肌肉减少(肌肉减少症)和身体脂肪含量增加、阴茎尺寸缩小、情绪障碍和抑郁、疲劳、男性乳腺发育、骨质疏松症、性功能障碍、睡眠障碍、睾丸萎缩、体毛稀疏、血管舒缩症状(如潮热/盗汗)等。遇到这些症状可向医生咨询再决定治疗方法,在日常生活中,可以补充钙剂和蛋白质等营养,以应对更年期带来的不良影响。

259. 肿瘤会传染或者遗传吗?

目前没有确切的研究或者数据证明癌症可以传染,但导致癌症的相关因素,如细菌、真菌病毒,可以通过人际间传染和食物感染。近四十年来,胃癌的危险因素之一是幽门螺杆菌感染,幽门螺杆菌可以通过口腔唾液、粪口传播;肝癌共有的危险因素是乙型病毒性肝炎感染、血吸虫感染、食物黄曲霉菌污染,其中乙肝病毒可以通过血液传播、性传播、母婴传播;宫颈癌的危险因素与HPV(人乳头瘤病毒)感染有关,HPV可以通过接吻、性行为传播;鼻咽癌的危险因素与EB(人类疱疹病毒)感染有关,EB病毒可以通过唾液传播。提示我们需要及时接种HPV疫苗、乙肝疫苗,筛查幽门螺杆菌,提倡分餐制使用公筷,以切断相关病毒的传播途径。

肿瘤的发生与遗传易感性密切相关,如大肠癌、乳腺癌、肺癌、卵巢癌、前列腺癌、子宫癌等有一定的遗传倾向,一般都有明显的家族史。所以如果患有以上的这几种疾病的话,需要重视家人的相关检查,注意定期做胃肠镜、肺CT、乳腺B超、宫颈癌筛查等检查,做到肿瘤早诊早治。

260. 什么是健康素养? 如何提高肿瘤患者的健康素养?

(1)健康素养是指个人获取和理解基本健康信息和服务,并运用这些信息和服务做出正确决策,以维护和促进自身健康的能力。肿瘤患者及家属需要获取正确的预防和治疗肿瘤的信息,以帮助自身采取正确的防癌和抗癌决策。

(2)提高健康素养有助于肿瘤患者提高个人复查的依从性,促使患者采取更健康的生活方式。因此,提高健康素养,肿瘤患者应当做到以下几点:

1)不偏听偏信。对于一些疑惑可以寻求自己的主治医师或护理人员核实,还可以寻求就诊医院的互联网医院,进行咨询。

2)提高对虚假信息的辨别能力。比如查看行医者的资质,是否有执业医师资格证等。

3)关注权威的肿瘤科普公众号。比如就诊医院的微信公众号内的患者健康教育和科普板块,一些权威的科普公众号或者视频号,如健康中国、猫大夫科普等。

261. 女性患者治疗结束后可以生育吗? 若打算生育应该做什么准备?

目前,肿瘤患者的生育需求获得了更多的思考和重视,适用于肿瘤患者的生育力保存(fertility preservation,FP)技术不断发展,应当向专业的肿瘤科和生殖科医师咨询,目前成熟的生育力保存技术包括:胚胎冷冻保存、卵母细胞的冷冻保存。如果女性患者在治疗结束后有生育打算,建议提前做好沟通与准备:

(1)与医生沟通生育力保护。

（2）了解生育力保存各种技术方法的适用范围和应用时机，和主治医师商讨后再做决策。

（3）同时，还应当了解治疗期间的科学避孕方法、意外怀孕的风险和后续处理，以减少不必要的身体损伤。

262. 年轻男性患者如何保持生育能力？

保持生育力能够让有生育需求的男性患者有机会拥有亲生孩子，男性患者保持生育能力有多种选择，包括性腺屏蔽、精子冷冻和睾丸组织冷冻保存等。美国临床肿瘤学会和欧洲医学肿瘤学会推荐精子冷冻保存作为生育保存的标准策略。需要注意的是，这些事宜应当在决定开始肿瘤治疗前就应当与主治医师讨论，结合生殖科医生的意见，选择最优的生育能力保持方法。

参 考 文 献

［1］ 韩芳，郭瑜洁，戴琴，等. 康复期癌症患者重返工作准备度现况及其影响因素［J］. 解放军护理杂志，2021，38(6)：4.

［2］ 李慧超，刘硕，杨雷，等. 北京市居民癌症防治核心知识知晓率现状及影响因素分析［J］. 中华预防医学杂志，2021，6(55)：737-741.

［3］ 李净羽，梁琳琳，范英英，等. 血液系统恶性肿瘤患者的生育力保存［J］. 中华生殖与避孕杂志，2021，41(2)：6.

［4］ 李克敏，尹如铁.《2020年美国癌症协会人乳头瘤病毒疫苗接种指南》解读［J］. 中国医学前沿杂志(电子版)，2020，12(8)：78-80.

［5］ 李梓萌，庞英，李金江，等. 妇科恶性肿瘤康复期患者情绪及生活质量团体心理治疗的随机对照试验［J］. 中国心理卫生杂志，2020，34(12)：6.

［6］ 刘照南，徐迎春，张凤春. 2018年美国临床肿瘤学会关于恶性肿瘤患者生育能力保护的临床实践指南解读［J］.临床肿瘤学杂志，2019，24(5)：468-473.

［7］ 赖小玲，黎淑仪.治疗后宫颈癌患者复发恐惧现状及影响因素分析［J］护理学杂志，2019，34(7)：69-72.

［8］ 孙甜甜，任路平. 欧洲EMAS/IGCS妇科恶性肿瘤后绝经管理(关注绝经后症状及骨质疏松)立场声明解读［J］. 中国骨质疏松杂志，2021，27(2)：308-312.

［9］ 王庆生，陈万青. 癌症防治策略的探索与分析［J］. 中国医学前沿杂志(电子版)，2016，8(7)：13-16.

［10］ 王晓妍，田向阳，董建，等. 综合医院门诊患者健康素养现状及其影响因素研究［J］. 中国全科医学，2022，25(19)：7.

［11］　钟少晖，胡敏. 590 例康复期乳腺癌患者体力活动及相关症状的横断面调查研究[J]. 中国医学前沿杂志(电子版)，2019，11(5):5.

［12］　张含凤,王国蓉,曹茂秋,等. 育龄男性恶性肿瘤患者生育力保护知识及需求调查[J].护理学杂志,2019,34(3):23-26.

［13］　张艳萍,符浩. 老年喉癌手术治疗后恐惧复发及其影响因素[J]. 中国老年学杂志,2021,21(41):4851-4852.

［14］　He W B, Tan Y Q, Hu X, et al. Expanded carrier screening and preimplantation genetic diagnosis in a couple who delivered a baby affected with congenital factor Ⅶ deficiency[J]. BMC Med Genet，2018，19(1):15.

［15］　Sharpe L,Curran L,Butow P. Fear of cancer recurrence and death anxiety[J]. Psychooncology,2018,27(11):2559-2565.

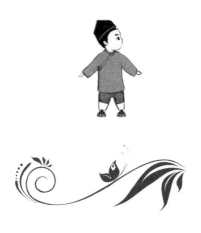

第十四章
社区照护

263. 社区卫生服务中心有安宁疗护病床吗?

(1) 关于"安宁疗护"内容参见本书第十五章安宁疗护篇。

(2) 上海市已形成社区居家、机构病房、家庭病床"三床联动"相结合的安宁疗护"上海模式",安徽省部分社区卫生服务中心也设有安宁疗护病床。

264. 社区卫生服务中心住院能报销吗?

可以。只要按期缴纳医保费用,住院能报销的费用在社区也可以报销。

265. 社区卫生服务中心安宁疗护病房能提供哪些服务?

在社区卫生服务中心安宁疗护病房,安宁疗护多学科专业团队进行全面评估后,结合患者的需求,提供症状控制、安宁照护、人文关怀等服务。

(1) 安宁疗护评估:安宁护士在患者入住病房 24 小时内完成入院评估,并动态评估疼痛状况、心理需求和社会需求、生活质量。

(2) 症状控制:开展支持治疗技术,三阶梯镇痛、镇静、抗惊厥、止呕吐、通便、利尿、清创换药等安宁疗护基本服务项目;在减轻临终症状、提高生活质量等方面发挥中医药优势与特色,如中药内服、全息治疗、经络疗法、中医外治法、食疗药膳等;积极创造条件开展非药物治疗,尝试开展音乐治疗、芳香治疗、水疗等。尊重患者的自主权,让患者和家属参与症状控制计划。

(3) 安宁照护:运用护理程序,根据临终患者评估情况,制定并实施临终护理计划,提供整体护理。具体包括舒适护理、基础护理、饮食护理、终末期精神心理症状护理、死亡教育、濒死期护理、尸体护理、哀伤辅导等。疼痛、呼吸困难、咳嗽、咳痰、水肿、谵妄等疾病终末期患者常见症状控制护理与舒适照护,按照 2017 年国家卫生和计划生育委员会发布的《安宁疗护实践指南(试行)》的规定进行。

(4) 人文关怀:开展人文关怀服务项目,安宁护士、医务社工在与患者及家属有效沟通、建立信任关系、开展充分评估的基础上,组织志愿者共同参与,根据患者及家属需求提供关怀(家庭纪念册、灵性关怀、心理疏导)、咨询(法律咨询、营养咨询、转介咨询等)、教育(死亡教育、告别教育等)、活动(端午节、中秋节、重阳节、春节或元宵节等主题活动)、照顾(陪护探访、生活拍照、定期理发等)五大类菜单式服务,注重临终愿望实现,使患者无憾走完人生最后旅程。

266. 社区卫生服务中心能提供上门服务吗?

能。根据患者情况,目前实行预约模式,预约分为线下(卫生服务中心护士站)和线上(互联网医院平台)模式,患者和家属提出需求,专业人员进行全面评估后,安排居家安宁医护团队(医师、安宁居家护理师、安宁社工师、志愿者等)到家访视,与家属一同协助照护患者,使患者舒适有尊严。

267. 居家安宁疗护服务方式有哪些?

居家探访、互联网门诊、电话咨询、门诊服务等。

268. 居家安宁疗护患者服务内涵有哪些?

(1) 镇痛治疗。由医生根据患者的个体状况,依据世界卫生组织提出的癌症三阶梯止痛原则以及美国国家综合癌症网(National Comprehensive Cancer Network,NCCN) 指南,规范化使用镇痛药物,为患者指导个性化的疼痛治疗方案,并监测患者的止痛效果及药物不良反应,给予症状控制指导。

(2) 舒适护理。由护士为患者做系统的护理指导,包括症状风险评估、护理问题预防指导、症状护理与指导等。护士通过居家探访、现场指导、电话指导、门诊服务也可以提供纸质资料给予家属护理指导。

(3) 社会、心理、灵性照顾。晚期癌症患者常伴有恐惧、焦虑、抑郁、孤独等精神心理障碍,社工配合医疗团队,给予患者陪伴、倾听,舒缓患者的心理问题,跟进患者及其家属的社会、心理及灵性问题,建立与其他社会服务机构的合作网络,匹配相应的社会资源、义工服务等。

269. 居家安宁疗护家属服务内涵有哪些?

家属的心理疏导、哀伤辅导及团体活动支持。罹患癌症的患者家庭面临着癌症治疗的巨大经济压力,照护患者的身体、心理、精神层面的内外部压力,为家属提供心理支持、义工服务、相应的社会支持,舒缓家属的心理压力至关重要。根据家属的需求定期开展家属团体活动,主题包括患者护理、沟通、经验支持、压力舒缓、爱的表达、精神照护等,使家属获得照护患者身体、心理、精神的方法,提升家属的照护能力,舒缓其焦虑。哀伤辅导是家属支持非常重要的服务之一,哀伤辅导由患者濒临死亡时开展的预期性哀伤辅导和患者离世后的哀伤辅导组成。在服务过程中,社工对具有哀伤风险的家属进行评估,对于存在潜在哀伤情绪的家属进行预期性哀伤辅导。另外在患者过世后,还将对家属进行哀伤评估,对于需要跟进的家属开展哀伤辅导。

270. 社区在居家安宁疗护中的服务内涵有哪些?

开展社区安宁疗护理念宣传与生命教育活动。社区卫生服务机构借助板报、网络、报纸、新媒体、电影、话剧等多种资源开展生命教育及安宁疗护宣传工作,从不同层面逐步渗透安宁疗护理念,呼吁参与者感悟生命的爱与价值,关注每个人作为一个完整的人,在生理、心理、精神及社会层面的需求,引导公众善生。

271. 安宁疗护患者居家期间,家庭主要照顾者需要知晓哪些内容?

营造温馨和谐的家庭氛围,均衡营养饮食,合理的休息、运动,舒适的体位,主要不适症状,情绪观察,丧葬准备,社区医院等专业团队的联系方式等。

272. 社区能给家庭主要照顾者提供培训服务吗?

社区可以提供对居家照顾者的教育培训,由社区医护人员或者居家探访团队通过线上与线下相结合的方式为照顾者提供相关照护知识培训,并且组织医学生志愿者定期进行上门探访,为照顾者巩固相关疾病知识并且查漏补缺,如用药知识、疾病进展相关知识等,建立照顾者关爱网络,组建社区志愿者团体等,鼓励照顾者之间分享和交流。

273. 社区能提供喘息服务吗?

随着患者疾病进展,家庭主要照顾者(家属)用于照顾患者的时间和精力增加,存在较为严重的身心耗竭,迫切需要喘息服务。社工和志愿者的社会支持必不可少,以被照顾者为中心的居家喘息服务,主要包括 3 项服务内容:家务劳动服务(准备饭菜、购物、洗衣、家庭环境清洁等);日常护理服务(协助进行日常生活护理,如口腔清洁、沐浴、穿衣、进食、如厕、运动、陪伴与监督等);专业照护服务(由经过专业培训并且具有一定经验的专业人士承担,主要满足被照顾者的药物管理等医疗需求)等,便于患者在熟悉的家庭环境中得到优质的照护服务。

274. 社区能提供转诊服务吗?

社区可以提供帮助。根据患者的病情、家属需求转到医疗机构或者居家安宁服务。

275. 社区能协助寻求经济援助吗?

志愿者和社工可通过协助家庭成员申请助学金和福利,为患者申请个人和社会组织的捐赠等,满足患者及家庭的部分经济援助需求。

276. 社区照护团队之间能做到信息互通,提供延续照护吗?

基本可以。社区有多学科团队,成员之间有信息沟通共享机制,并交接班,可以提供线上线下延续照护。

277. 社区能给予丧葬准备指导吗?

社区可以为临终安宁疗护患者家属提供有没有宗教信仰的温馨提醒,如协助家属按民风习俗帮助患者走完人生的最后一程;介绍办理死亡证明需要准备的证件资料;办理丧葬流程等。

参考文献

[1] 李冬莉,司秋菊,张学茹,等.社区安宁疗护服务发展[J].医学研究与教育,2020,37(2):71-75.

[2] 王京娥,康宗林.居家安宁疗护实践经验:以宁养院模式为例[J].中国护理管理,2019,19(6):815-819.

[3] 郑红玲,成琴琴,谌永毅,等.居家安宁疗护患者需求研究现状与对策[J].护理学杂志,2019,36(19):19-22.

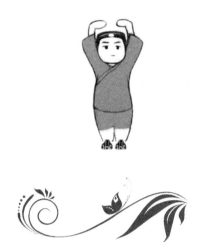

第十五章
安 宁 疗 护

278. 什么是安宁疗护?

安宁疗护是指以终末期患者和家属为中心,以多学科协作模式进行的疗护实践,主要内容包括疼痛及其他症状控制、舒适照护、心理和精神及社会支持等。

279. 安宁疗护理念是什么?

安宁疗护的理念为"维护生命,把濒死认作正常过程""不加速也不拖延死亡""控制疼痛及心理精神问题""提供支持系统以帮助家属处理丧事并进行心理抚慰"。安宁疗护并非放弃对患者的积极救治,而是用专业的方法帮助患者,确保其拥有最佳的生活质量,同时帮助患者的家庭和亲属能够平静面对亲人的离世。

280. 安宁疗护有哪些实践模式?

安宁疗护有三种实践模式:医院安宁疗护、社区安宁疗护和居家安宁疗护。如病情危重复杂难处理,需住院接受治疗,可在安宁疗护病房接受安宁疗护服务。当患者病情相对稳定时,可在社区医院接受安宁疗护服务。若患者病情稳定且家属有照顾能力,同时患者有居家需求时,便可接受安宁居家照护,安宁居家团队到患者家中做诊查、用药指导、心理疏导、照顾技巧等服务。

281. 对于终末期患者,安宁疗护可以做些什么?

安宁疗护实践以临终患者和家属为中心,以多学科协作模式进行,主要内容包括症状控制、舒适照护、心理支持和人文关怀。症状控制包括:疼痛、呼吸困难、咳嗽、咳痰、咯血、恶心、呕吐、呕血、便血、腹胀、水肿、发热、厌食/恶病质、口干、睡眠/觉醒障碍(失眠)、谵妄。舒适照护包括:病室环境管理、床单位管理、口腔护理、肠内营养的护理、肠外营养的护理、静脉导管的维护(PICC/CVC)、留置导尿管的护理、会阴护理、协助沐浴和床上擦浴、床上洗头、协助进食和饮水、排尿异常的护理、排便异常的护理、卧位护理、体位转换、轮椅和平车的使用。心理支持和人文关怀包括:心理社会评估、医患沟通、帮助患者应对情绪反应、尊重患者权利、社会支持系统、死亡教育、哀伤辅导等。

282. 安宁疗护目标是什么?

(1)减少患者痛苦。

(2)维护患者尊严。

(3)帮助患者平静离世。

(4)减轻丧亲者负担。

283. 安宁疗护与缓和医疗的区别是什么?

安宁疗护与缓和医疗是同一医疗范畴的两个方面,二者区别见表 15.1。

表 15.1 安宁疗护与缓和医疗的区别

概念	安宁疗护	缓和医疗
服务对象	疾病终末期患者和家属	面临生命威胁疾病的患者及其家属
介入时间	疾病终末期	疾病早期

概念	安宁疗护	缓和医疗
服务内容	① 为患者提供身体、心理、社会、精神的全人照护，减轻痛苦，包括以改善症状为目的的姑息性干预（如姑息性手术、姑息性放疗或介入治疗等）； ② 为患者及家属提供医疗、护理、法律、情绪等方面的支持服务	① 预防、控制、解除患者身体、心理、社会、精神等方面的困扰；在疾病早期联合治愈性治疗措施（如治愈性手术、标准放疗、化疗等），提供综合治疗和连续性服务； ② 为患者及家属提供医疗、护理、法律、情绪等方面的支持服务
服务目的	帮助患者在生命末期"好好地活"，提高生命质量和死亡质量	改善患者及家属的生活质量，帮助家庭积极面对疾病，让患者"活得更好"
服务结果	帮助患者舒适、安详、有尊严离去；舒适度＞安全（两害相权取其轻）	使患者能够承受专科对因治疗措施；安全＞风险
服务层次	① 一级医疗机构、社区和居家服务； ② 二级医疗机构住院服务； ③ 三级医疗机构高质量住院服务，不再继续原发疾病治疗	① 基础水平的缓和医疗服务； ② 中等水平的缓和医疗服务； ③ 专业的缓和医疗服务
主要区别	不再继续原发病治疗	继续原发病治疗

284. 什么是生前预嘱？

生前预嘱是指在健康和完全清醒状态下，由本人自愿签署的说明在不可治愈的疾病处于终末期时需要或不需要哪种医疗护理的指示性文件。

285. 生前预嘱《我的五个愿望》的具体内容包括哪些？

（1）我要或不要什么医疗服务。

（2）我希望使用或不使用生命支持治疗。

（3）我希望别人怎样对待我。

（4）我想让我的家人和朋友知道什么。

（5）我希望谁帮助我。

286. 有哪些途径可以填写生前预嘱《我的五个愿望》？

登录网址 www. lwpa. org. cn；

关注微信公众号"生前预嘱推广"。

287. 安宁疗护是安乐死吗？

不是。下面从目的、对象、手段、道德义务、利益攸关方态度五个方面进行比较，以区别两者的关系（见表 15.2）。

表 15.2　安宁疗护和安乐死目的、对象等比较

	安宁疗护	安乐死
目的	提升患者、家属和照护者的生命质量	解除痛苦或不可逆的昏迷
对象	遭受严重健康相关痛苦的患者及其家属和照护者	遭受巨大痛苦且或无法有效控制或处于不可逆昏迷的患者
手段	预防、缓解疼痛和痛苦的干预，且不有意加速也不过度延缓死亡	终结患者生命的干预，有意加速死亡
道德义务	医护人员有义务提供	医护人员没有义务实施
利益攸关方态度	争议小，接受和支持度相对较高	争议大，接受和支持度相对较低

288. 居家疼痛患者疼痛日记记录内容包括哪些？

疼痛日记以澳大利亚国家处方服务中心（National Prescribing Service Medicinewise）的疼痛日记 2013 版为基础模板。记录内容包括疼痛强度

（视觉模拟评分法分别记录平静下和活动后疼痛水平）、疼痛部位、疼痛性质、疼痛发生的时间、疼痛是否发生转移、是否需要使用镇痛药物、疼痛加重的因素、疼痛减轻的因素和疼痛对生活的影响。

289. 常用的止痛药物有哪些?

止痛药物种类繁多,通常分为非阿片类药物和阿片类药物。

非阿片类药物又称为非麻醉性止痛药,包括对乙酰氨基酚和非甾体类抗炎药(NSAIDs),代表药物为对乙酰氨基酚、阿司匹林、布洛芬、吲哚美辛。阿片类药物又称麻醉性止痛药,根据作用强度分为弱阿片和强阿片两类。弱阿片代表药物为可待因、氨酚待因;强阿片代表药物为吗啡、芬太尼、哌替啶。

290. 如何做好终末期居家患者呼吸困难护理?

(1) 非药物治疗。主要措施为:① 了解患者最为担心和焦虑的原因,帮助他们调整和应对;② 教会患者呼吸训练方法和放松技巧,减少无作用的浅快呼吸;③ 使用小电扇,电扇距离面部 15～20 厘米,直接对着鼻子和口部吹风。

(2)药物治疗。主要措施为:① 遵医嘱予抗生素、糖皮质激素、茶碱类等药物使用;② 雾化吸入疗法;③ 阿片类药物,在病因无法逆转、呼吸困难不能纠正,而上述治疗措施仍缓解不明显时,遵医嘱及时应用吗啡为主的阿片类药物,缓解终末期患者呼吸困难是必要的;④ 对于终末期合并焦虑情绪者,可联合抗焦虑药物。

291. 如何做好终末期居家患者谵妄护理?

(1) 提供合适环境:保持环境安静、空气流通、温度适宜、床铺整洁,避免冲突及过度声光刺激,如白天房间光线柔和,晚上调暗灯光或给予夜视灯。可适当播放舒缓背景音乐,请患者信任的亲友陪伴安抚。

(2) 促进患者舒适:让患者留在熟悉的环境,时常提醒正确的人、时、地信息,尽量保持日常的生活作息时间,有助于患者增加安全感和稳定情绪。像对待常人一样尊重患者,不可约束或禁锢,避免增加患者激惹程度和外伤风险。

(3) 保证患者安全:由于患者有意识障碍,不能正确判断周围环境,而且受幻觉或错觉影响,有可能发生伤人、毁物、自伤等意外,做好专人 24 小时看护。不在房间内存放药品,移除刀具、锐器、农药、杀虫剂等危险物品。若患者平时佩戴眼镜或助听器,在谵妄的同时让患者继续佩戴,以帮助他们能够看清或听清,增强安全感,消除恐慌。

(4)睡眠管理:谵妄患者病程波动,朝轻暮重,必要时遵医嘱予药物催眠。白天尽量不让患者睡觉,拉开窗帘,适当沐浴阳光;晚上减少噪声和人员走动,确保患者睡眠充足。

(5)心理护理:家属和照护人员的温柔陪伴和细心护理十分重要,尽量满足患者合理要求,避免一切激惹因素,稳定情绪。认真对待和解决患者恐惧焦虑感受,对患者的诉说和提问予以回答,适当共情倾听,耐心安慰解释。

292. 终末期居家患者常见口腔症状如何护理?

(1)口干:

1)运用加湿器、雾化等方法,改变口鼻周围环境湿度。

2)勤漱口滋润口腔,可使用小喷壶将绿茶水喷于口腔内。

3)进食刺激口水分泌或滋润口腔的食物,如淡柠檬汁、无糖口香糖、陈皮、话梅等。

4)使用合成人工唾液、口含冰块或使用口腔凝胶。

5)嘴唇涂抹护唇膏。

6)对于昏迷、神志不清且张口呼吸患者,可使用生理盐水湿纱布湿敷口唇。

(2)口臭:

1)评估口臭原因。

2)保持口腔清洁干净。

3)使用绿茶水或蜂胶去除异味。

4)芳香治疗:可在专业精油师指导下稀释精油漱口或用纱布擦拭。

(3)口腔黏膜炎:

1)使用生理盐水漱口有助于肉芽组织生成、促进伤口愈合、改善牙龈炎等。

2)食物不可过热,避免酸性或刺激性食物。

3)进食软食为主。

(4)口腔溃疡:

1)避免食用酸味强或粗糙、生硬食物。

2）饮用优酪乳可减少溃疡处刺激。

3）开水冲泡薄荷叶、枸杞，待放凉后漱口，有镇痛作用。

4）芳香治疗：在芳疗师指导下将月桂精油、胡萝卜籽精油、茶树精油混合后用小麦胚芽油稀释，涂抹于口腔伤口处，效果显著。

（5）口腔念珠菌感染：

1）口腔黏膜或舌头出现白斑、口腔黏膜干燥发红、疼痛，给予一般口腔护理后，遵医嘱予伊曲康唑漱口液含服5～8分钟后吞咽。

2）对于虚弱、无法张口或口腔癌患者，可用注射器连接软针头吸取漱口液或绿茶水进行口腔冲洗，用吸唾器及时吸取冲洗后漱口液。

（6）舌苔：

1）软化舌苔：用新鲜凤梨切成小片冰冻后口含。

2）1勺苏打粉加20毫升温水混合后清洗舌苔，最后再用清水冲洗。

3）刮除舌苔：用新鲜凤梨汁搭配海绵牙棒做口腔舌苔清洁。

293. 对于终末期居家患者有哪些常用的体位转换照护技巧？

（1）物品准备：根据需求，准备普通枕头2～3个、L形枕、U形枕、凹槽枕、三角垫等，经济条件允许者可备仿生设计床垫、弹力保健床单（防水、透气、防尿液渗漏）、防压力性损伤床垫（含聚氨酯）等。

（2）照护技巧：

1）固定床单元。

2）调整床与照护者髋部相同高度。

3）调整枕头。

4）翻向一侧放置枕头。

5）移动患者：三阶段移身（头颈部、腰、下肢），确认身体呈一条直线，身体弯曲、退步被动运动、扶持大关节、皮肤检查。

6）调整与支托支撑凹陷处。

7）避免肢体交叠或悬空（两个肢体重叠处可放置小枕头支托、要用"抬"的方法摆位，勿使用拖、拉、拽）。

8）检查耳朵，将肩膀挪出，避免压在身体下。

9）胸前抱枕。

10）避免足下垂。

294. 什么是宠物陪伴辅助疗法？该疗法对安宁疗护患者有何作用？

国际人类动物互动组织协会（IAHAIO)将宠物陪伴辅助疗法定义为：动物辅助治疗是一种面向目标的、有计划的、结构化的治疗干预,由健康、教育和人类服务专业人员指导或提供,通过宠物的陪伴,最大限度地挖掘患者的现存功能,激发患者兴趣,以适应日常生活活动,促进身体、认知、情感及社会功能等多方面的恢复。宠物陪伴辅助疗法作为常规治疗的一个补充,可以通过处理身体、情感、社会和精神上的问题,来帮助接受安宁疗护的成人和儿童减少焦虑、压力、抑郁,增加社交能力和幸福感。

295. 针对终末期患者出现的常见症状,应该如何选择精油种类？

（1）疼痛:可选用乳香、柠檬尤加利、胡椒薄荷、大马士革玫瑰、欧洲赤松等,采用按摩方式。

（2）失眠:可选用高地薰衣草、罗马洋甘菊、快乐鼠尾草、橙花、马玉兰、安息草等,采用涂抹或熏香方式。

（3）胃肠道不适:可选用豆蔻、甜茴香、姜、甜橙、黑胡椒、肉桂、广藿香等,采用按摩下腹部、下背部,腹泻时逆时针按摩。

（4）情绪问题:可选用佛手柑、月桂、檀香、茉莉、山鸡椒、苦橙叶、香蜂草、真实薰衣草等,采用闻嗅、按摩同时做。

296. 什么是五音疗法？针对终末期患者常见不良情绪,五音疗法中的代表曲目有哪些？

五音疗法为在中医理论指导下,以中国传统民族音乐活动为媒介,以五行学说为核心,将宫、商、角、徵、羽五音分别与五行、五脏、五志相对应,增进个体身心健康的心理治疗方法。

（1）孤独苦闷时:多听些宫调式音乐,宫调式音乐具有"土"之特性,通于脾。如《蓝色多瑙河》《春江花月夜》等。

（2）悲哀、痛苦欲绝时:多听些商调式音乐,商调式音乐具有"金"之特性,通于肺。如贝多芬的《第五命运交响曲》、柴可夫斯基的《悲怆交响曲》等。

（3）愤怒时:多听些角调式音乐,角调式音乐具有"木"之特性,通于"肝"。如《春之声圆舞曲》和克莱德曼现代钢琴曲等。

（4）绝望时:多听些徵调式音乐,徵调式音乐具有"火"之特性,通于心。

如《轻骑兵进行曲》《喜洋洋》《步步高》等。

(5)暴躁时：多听些羽调式音乐，羽调式音乐具有"水"之特性，通于肾。如小提琴协奏曲《梁山伯与祝英台》《小夜曲》等。

297. 什么叫做临死觉知？具体有哪些表现？应该如何应对？

临死觉知是患者死亡过程中的一个重要组成部分。生命终点何时到来没有人能够确切给予答案，但一些癌症末期患者在临近死亡的那一刻会清楚地意识到自己将不久于人世，会透露一些信息或表现情绪的变化，这种对死亡的知觉，称为临死觉知。

(1)具体表现：① 以旅行当比喻；② 看到特别的人、事、物；③ 预知死亡的时间；④ 回光返照；⑤ 回忆过去；⑥ 用举止来表示一切，如濒死者不只是用语言方式表达。还可以借各种非语言来告诉我们他们的情况，如拼命用手抓、试着去触碰医护人员或照顾者、见不着的人或物，面带微笑、点头、挥手、沉默、专心凝视等。

(2)应对措施：照护者注意倾听濒死者所说的每句话、每件事情。遇到不解的状况时，要用温和的语气询问，并耐心地等待回答，不要催促，不要勉强和猜测。若不知道该说什么，就什么都不说，用肢体语言表示对他的关心。如果获得的是"何时才能让我走得平静"等讯息，不可忽视，因为此刻他正要求他人为自己做某件事情。此时，医护人员和家属要尽量想办法完成并随时告诉他。

298. 什么叫做临终喉鸣？当临终患者出现"临终喉鸣"时应该怎么做？

临终喉鸣主要是由于濒死期患者喉头肌肉松弛无力，无法将聚集在喉头部的口腔分泌物吞咽或排出，呼气的同时震颤喉部肌肉而发出"呼噜呼噜"类似痰音的噪声，这样的声音十分明显，常困扰着家属，让他们感到焦虑。处理原则：

(1)向家属解释清楚这类声音为患者濒死阶段正常现象，并不会造成不适，不影响呼吸且并非痰液阻塞，吸痰并不能改善症状，反而会增加患者痛苦。

(2)协助患者取舒适卧位，有些患者取侧卧位或半坐卧位，可让音量有所减轻。

(3)必要时可遵医嘱使用一些抗胆碱能药或激素类药物。

299. 肿瘤科医护人员可向社会大众推荐哪些有关死亡教育的相关书籍、影视？

（1）推荐书籍：《死亡如此多情》《最好的告别》《此生未完成》《相约星期二》《当绿叶缓缓落下》《见证生命见证爱》《西藏生死书》等。

（2）推荐影视：《唐山大地震》《人间世》《摆渡人》《遗愿清单》《入殓师》《滚蛋吧！肿瘤君》《临终笔记》《寻梦环游记》《心灵病房》等。

300. 丧葬办理程序包括哪些？

（1）开具死亡证明。正常死亡的，由医疗机构出具医学死亡证明；非正常死亡的，由区、县以上公安、司法部门出具死亡证明。

（2）注销户口。死者家属持死亡证明到驻地派出所注销户口。

（3）联系火化。打电话或派人前往殡仪馆或丧葬服务站联系火化。

（4）接送遗体。按预定时间，家属持死亡证明在指定地点等候灵车接送遗体。

（5）遗体火化。

（6）按选定方式安放骨灰。

参 考 文 献

［1］ 陆宇晗，陈钒.肿瘤姑息护理实践指导［M］.北京：北京大学医学出版社，2017.

［2］ 国家卫生和计划生育委员会.对十二届全国人大五次会议第 1356 号建议的答复. 2017-08-21.

［3］ 国家卫生和计划生育委员会办公厅. 国家卫生和计划生育委员会办公厅关于印发安宁疗护实践指南（试行）的通知：国卫办医发〔2017〕5 号. 2017-3-16.

［4］ 李嘉诚基金会"人间有情"全国宁养医疗服务计划办公室.姑息医学［M］.汕头：汕头大学出版社，2008：143-145.

［5］ 吴欣娟.安宁疗护专科护理［M］.北京：人民卫生出版社，2020.

［6］ 闫利.中医五音疗法在肿瘤内科化疗患者中的应用［J］.中华现代护理杂志，2021，27（4）：494-498.

［7］ 晏英.医疗坏消息告知程序构建研究［J］.医学与哲学，2020，41（11）：26-32.

［8］ 张迪.缓和医疗与安乐死：差异或协同［J］.医学与哲学，2021，42（5）：6-12.

［9］ Gilmer M J，Baudino M N，Tielsch G A，et al. Animal-assisted therapy in pediatric palliative care［J］. Nursing chnics of North Ameca，2016，51（3）：381-395.

[10] Kolanowski A, Fick D M, Buettner L. Recreational ac-tivities to reduce behavioural symptoms in demefltia[J]. Geriatrics& Aging,2009,12(1):37-42.

[11] National Prescribing Service Medicinewise. My pain diary [EB/OL]. (2012-11-27) [2014-03-14]. http://www. nps. org. au/health-professionals/for-your-patients/treat-ment-plans/pain-diary.